Les étonnantes vertus

des

Boules Qi Gong

Hans Höting

Les étonnantes vertus des BOULES QI GONG

Leur bon usage pour la santé, la relaxation et la vitalité

Adapté et traduit de l'allemand par
Peter SCHMIDT

3e Édition

Librairie de Médicis

Toutes les informations et les exercices décrits dans cet ouvrage résultent de recherches approfondies consciencieusement reproduites. Néanmoins, l'auteur et l'éditeur déclinent toute responsabilité quant aux conséquences directes ou indirectes des applications des techniques décrites.

Édité en allemand sous le titre « QI GONG KUGELN für Gesundheit, Meditation und Vitalität »
Illustrations : Jos. C. Huber KG, Diessen

ISBN 2-85327-051-3

Sommaire

Avertissement

Ce livre détaillé, précis tant sur le choix des boules chinoises de Qi Gong que sur leur utilisation, ses exercices et ses effets thérapeutiques, intéressera le lecteur néophyte ou expert, adolescent, homme mûr, cadre ou employé ; pouvant être pratiqué par toute la famille, c'est un ouvrage de réflexion apportant à tous, les informations sur le phénomène étrange de ces fameuses boules chinoises qui fascinent aujourd'hui les occidentaux et qu'Humphrey Bogart manipulait déjà en 1954 dans le film « Ouragan sur le Caine. »

Il ne serait pas juste de considérer le maniement des boules Qi Gong comme un simple amusement, un outil de relaxation, car il peut vous conduire à la découverte de vous-même, vous révéler votre personnalité yang ou yin, infléchir votre tempérament et développer l'acuité de vos sens, la prise de conscience, et la maîtrise de votre moral au quotidien, votre bien-être et vos relations avec votre entourage et avec le monde.

Peter Schmidt

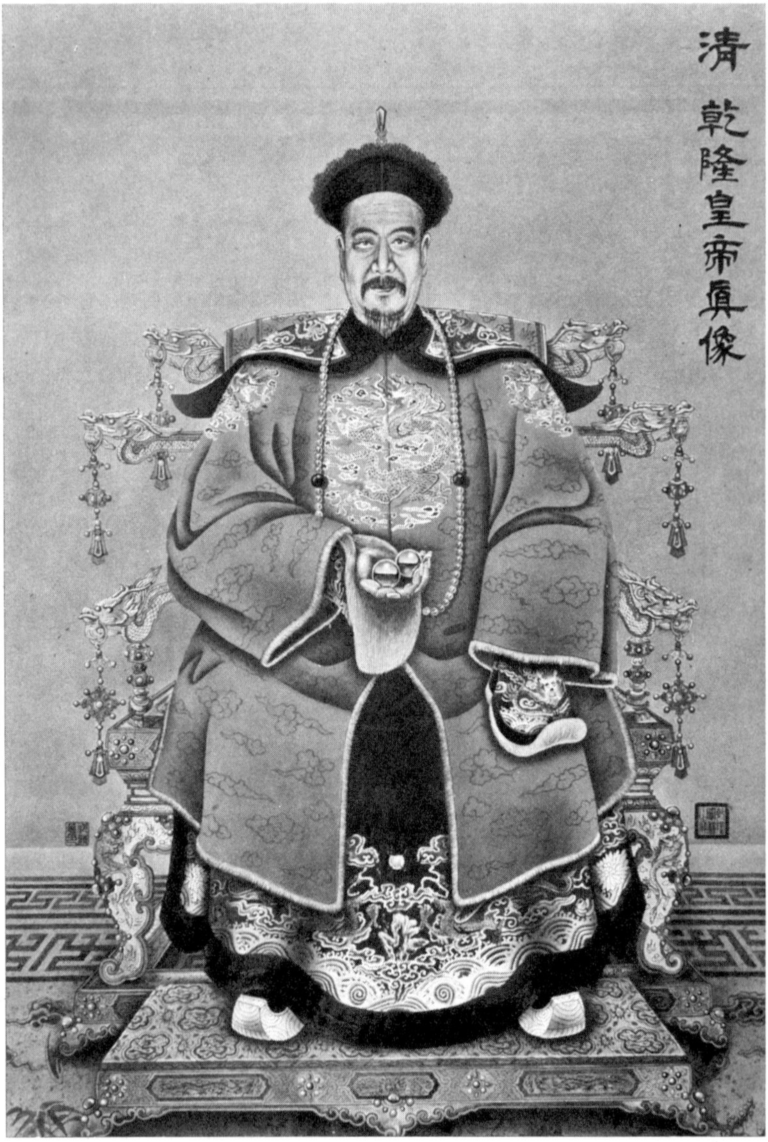
清
乾隆皇帝真像

Préface

Fortement impressionnée par les résultats des recherches scientifiques de ces dernières années, la médecine actuelle se trouve dans un processus de réflexion dogmatique, et ne reconnaît que les éléments mesurables.

Le physicien nucléaire Werner Heisenberg avait un jour déclaré que « tout ce qui est mesurable, donc objectif, n'est qu'une infime partie de notre réalité. » Pour abonder dans son sens, nous pouvons dire que nous vivons dans le quotidien, dans le mesurable qui n'est, en effet, qu'une petite parcelle de l'incommensurable.

L'homme, lui aussi, est davantage qu'un simple laboratoire physique, se bornant à fournir seulement quelques données mesurées sur un plan physique et analysées sur un plan chimique, comme les médecins orthodoxes voulaient nous le faire croire. L'homme est, sans aucun doute, cette unité biologique constituée d'un corps, d'un esprit et d'une âme laquelle se trouve intégrée dans un environnement multidimensionnel s'étendant jusqu'aux galaxies cosmiques.

Cette vaste connaissance holistique de la nature en général et de l'homme en particulier s'oppose aujourd'hui à la « doctrine de salut » scientifique de la médecine actuelle.

La médecine moderne occidentale traite en général les « maladies des organes » de manière symptomatique en isolant l'organe concerné de son contexte intégral, alors que les guérisseurs orientaux considèrent l'homme dans son intégralité et fondent toujours leur diagnostic et leurs thérapies sur cette conception holistique.

S'appuyant sur les connaissances millénaires de cette médecine orientale, Hans Höting traite, dans cet ouvrage, le vaste complexe de l'énergie vitale, le Qi.

Le Qi est ce courant énergétique qui traverse tous les organes et tous les systèmes organiques, psyché inclue, dont le mouvement régulier est synonyme de santé.

Le jeu des boules de Qi Gong, largement décrit et analysé au fil de cet ouvrage, permet de stabiliser, sans effort, le courant énergétique et biologique dans l'organisme ou de rééquilibrer d'éventuels dysfonctionnements.

Les influences parallèles des mouvements manuels des boules et de leurs fréquences acoustiques (quand elles sont sonores) stimulent le corps, l'esprit et l'âme, et, par conséquent, toutes les activités vitales. Elles renforcent l'intuition, les instincts ainsi que toutes nos fonctions végétatives.

L'auteur décrit en détail la méthode, la durée et le rythme de ces exercices qui sont faciles ; cependant, – selon le dicton, « on n'a rien sans rien » – il est nécessaire de s'exercer régulièrement et assidûment pour obtenir des résultats.

Cette technique révolutionnaire peut engendrer des effets positifs même dans des cas désespérés après une thérapie pharmacologique et chimique sans effet ; les médecins orthodoxes ne prodiguant alors qu'un conseil : « Votre état est chronique, lié à votre âge. Il vous faut vivre avec ! »

C'est une thérapie peu coûteuse, sans le moindre effet secondaire et sans apport chimique nocif.

Dr. Helmut Neubert

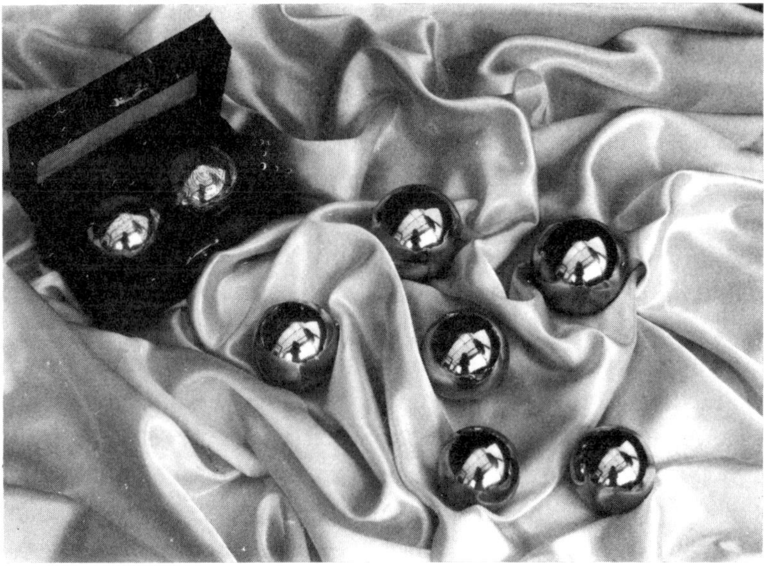

Fig. 1 : Les différents types de boules de Qi Gong

Tenir les boules dans sa main

Question : Combien d'objets de forme sphérique connaissez-vous ? Prenez dix secondes pour réfléchir... Alors, combien en avez-vous trouvés ? 1, 2, 10, 15, 20 ?

Ma question a pour unique but de vous faire prendre conscience de l'importance de la boule, revêtant autant d'aspects différents, dans notre contexte quotidien. Je ne crois pas que cette accumulation soit due au pur hasard... Il y a sûrement un sens profond caché derrière cette présence multiple et variée de formes de boules diverses.

Posez vos boules de Qi Gong devant vous et laissez-vous inspirer par la présence de ce médium, puisque c'est bien de cela qu'il s'agit…

Quelles sont les pensées qui vous viennent à l'esprit ? Que ressentez-vous ? Les uns considèrent ces boules comme de simples objets métalliques que l'on peut faire rouler dans la main pour produire un son agréable. Pour d'autres, il s'agit d'un symbole de la polarité ; ils portent d'ores et déjà leur regard au-delà de la simple apparence. La première idée est engendrée par la partie du cerveau gauche, la deuxième, par la partie droite du cerveau, ce qui représente déjà un pas important vers la pensée holistique des deux parties du cerveau. Un troisième spectateur peut considérer ces boules comme un symbole de la perfection. Il n'existe, en effet, aucune forme plus parfaite que celle du cercle ou de la boule. Alors, la boule serait-elle le symbole de la plus haute perfection ? Si c'était le cas, alors son omniprésence, dans tous les domaines existentiels ne devrait plus nous étonner… En nous exerçant avec ces boules, nous ressentons donc l'énergie spirituelle de la perfection, à condition, bien sûr, que notre sensibilité s'avère suffisamment subtile. Mais que signifie encore, ce slogan pour le moins nébuleux – l'énergie spirituelle de la perfection ? En fait, il s'agit de quelque chose que vous avez sans doute déjà ressenti, cette énergie qui, très concrètement, vous envahit en écoutant la Neuvième Symphonie de Beethoven, en entrant dans une cathédrale ou en contemplant un coucher de soleil… Ces supports optiques ou acoustiques vous permettent d'entrer en contact avec cette énergie spirituelle. Il nous suffit d'orienter nos pensées dans ce sens, avec une ouverture intérieure suffisante, en nous mettant à l'écoute du silence, pour ouvrir ainsi la porte à cette énergie. Elle jaillit de cette même source qui nous donna naissance, enfants du tout-spirituel et reliés par le même esprit.

Nous pouvons considérer la boule comme « objet » ou comme « symbole ». En tant qu'« objet », elle reste un support d'activité sportive. En tant que « symbole », elle se transforme en vecteur médiateur permettant l'élargissement de la conscience. Ce livre a notamment pour objectif de vous orienter vers ce deuxième choix possible afin de vous faire comprendre certaines manipulations des boules de Qi Gong de façon différente, plus subtile…

La boule comme symbole de la perfection représente la vie. La vie est le retour permanent à nos origines. Partout où vous commencerez votre chemin à partir d'une boule –que vous avanciez verticalement ou horizontalement – vous vous retrouverez toujours à votre point de départ. Vous aurez l'impression d'avancer toujours dans le même sens, alors qu'en réalité, vous inversez votre chemin : si vous partez vers la gauche, vous retrouverez votre point de départ en arrivant par la droite. Si vous avez l'impression de marcher verticalement, c'est que vous commencez par monter pour vous retrouver à votre point de départ en redescendant – et vice versa. J'entends d'ici vos objections, du genre : « Quelle remarque banale ! ». Mais toute vérité est banale à énoncer ! La vie est si simple que l'on se demande toujours pourquoi l'homme la rend si compliquée. Il méprise les règles de vie les plus élémentaires et s'étonne ensuite des difficultés que cela engendre.

Celui qui parcourra ces lignes en ne faisant fonctionner que la partie gauche de son cerveau, c'est-à-dire en se plaçant sur un plan purement matériel, ne peut trouver là que des banalités qui ne valent pas le temps d'une réflexion. Et pourtant, il s'agit de connaissances se situant, malgré cette banalité apparente, sur un plan symbolique. Toute notre vie n'est qu'un seul et même retour au point de départ, au point zéro où tout a commencé. C'est un chemin vers la mort, un retour à une réincarnation. La marche apparente, de la naissance vers l'infini du temps et de l'espace, est en même temps un mouvement circulaire vers le point de départ. En réfléchissant à cette idée, vous prendrez conscience de l'aspect précieux du temps et vous comprendrez que cette voie circulaire se termine quelque part, surtout si vous avez déjà dépassé le point d'inversion à la fin du demi-cercle et si vous êtes déjà en train de vous orienter vers le point de départ. Peut-être comprendrez-vous ainsi qu'en réalité, des phénomènes comme l'avant, l'arrière, le haut et le bas n'existent pas et que tout est réalité à un moment donné ; chaque instant a donc sa réalité et ce ne sont que notre compréhension spirituelle, nos sens et notre conscience qui forgent notre vision du monde.

Ainsi, nous prenons conscience que chaque ascension verticale doit être immédiatement suivie d'une descente. Et que chaque descente doit être suivie d'une remontée. L'orbite est le symbole de la polarité. Pourvu que nous respections un peu plus ces règles de vie et que nous les intégrions à notre comportement, alors serions-nous mieux armés contre les souffrances, les dépressions et autres angoisses. Nous arriverons mieux à lâcher prise et à accepter la descente au fin fond de la vallée, sachant qu'une fois atteint le point le plus bas, nous ne pouvons que remonter à la surface. La nature nous enseigne chaque jour cette sagesse primordiale. Le soleil se déplace sur une orbite et disparaît, apparemment derrière l'horizon. L'obscurité augmente. Or, le lendemain, le soleil réapparaît en nous offrant sa lumière. La lumière est donc suivie par l'obscurité et l'obscurité par la lumière. Et ce simple phénomène nous emplit de consolation ! Il est dramatique de constater à quel point bon nombre de gens demeurent fermés à cette réalité ; combien restent le regard fixé sur l'obscurité, y compris dans les moments les plus brillants. D'autres s'accrochent obstinément à la lumière. Ils allument toujours leur « lumière » – qui peut s'appeler « télévision », « alcool » « plaisir » etc. – pour ne pas être confronté à l'obscurité qu'ils considèrent comme une menace. Chaque état, ou plus exactement, chaque position a pour mission de nous amener à comprendre quelque chose : qu'il s'agisse de la lumière ou de l'obscurité ; du haut ou du bas ; du côté gauche ou du côté droit. Chacun, à sa manière, véhicule un message capable de nous aider, sur un plan existentiel, à la seule condition de le percevoir correctement. Il suffit de bien comprendre le principe de la boule, d'y appliquer le symbolisme nécessaire et d'intégrer le tout dans notre conscience…

Je reviens à la question posée au début de ce chapitre. Quelles étaient vos associations d'idées en regardant les boules de Qi Gong ? Pensiez-vous à la terre ? Elle aussi est en effet une boule. Nous vivons sur une boule et nous puisons quotidiennement dans les forces de notre mère la Terre. Son orbite nous apporte le printemps, l'été, l'automne et l'hiver. Grâce à ces saisons, nous ressentons le rythme du temps et le souffle de l'apparition et de la disparition. Notre terre fait partie d'un système planétaire tournant sur des orbites autour du soleil. Là aussi, nous retrouvons le mouvement circulaire permettant le courant harmonieux des forces. C'est pour cette raison que le principe fondamental des mouvements de Tai Chi et de Qi Gong est un schéma régulier et circulaire. Des mouvements interrompus et saccadés empêchent la circulation du Qi…

Le crâne humain ressemble lui aussi à une boule. C'est le réceptacle de l'organe le plus sensible et le plus important du corps humain, le cerveau qui régit tout le corps. Ce crâne est à la fois l'émetteur et le récepteur du corps humain. Nous recevons par les yeux et les oreilles et nous émettons par les organes de la parole et également par les yeux. Nous captons l'énergie subtile par le troisième œil situé dans le chakra coronal. Deux chakras particulièrement sensibles à l'énergie subtile se trouvent dans la tête – le chakra coronal et le chakra frontal (Fig. 2). Une multitude de points d'acupuncture se trouvent également dans la tête et huit méridiens ont des liens avec cette dernière. Certains méridiens qui débutent ou se terminent dans le tronc, sont également reliés à la tête par des jonctions secondaires. La tête est donc un lieu d'échanges énergétiques intenses.

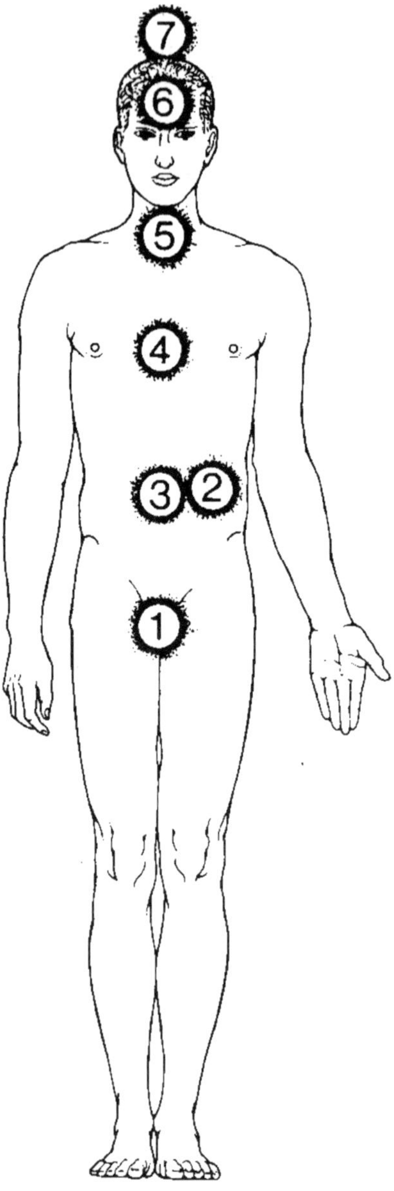

Fig. 2 : Les Chakras : 1 Chakra racine, 2 Chakra sacré, 3 Chakras du plexus solaire, 4 Chakra du cœur, 5 Chakra de la gorge, 6 Chakra frontal, 7 Chakra coronal ou chakra du sommet de la tête

Le cœur possède également une forme ressemblant vaguement à une boule. Or, sans cœur, il n'y aurait aucune vie ! Il s'agit d'un organe particulièrement actif capable de pomper cinq litres de sang par minute dans chaque cellule pour ainsi purifier et nourrir notre corps sans interruption. Selon la médecine chinoise traditionnelle, il s'agit de la « Maison de l'Esprit », une dénomination qui peut vous faire sourire ; pourtant, il suffit d'observer une personne cardiaque pour vous rendre compte à quel point, les anciens Chinois avaient raison... Le cœur est également le siège de notre amour spirituel. La sécheresse du cœur engendre une calcification du cœur. L'homme devient non seulement insensible, mais son cœur devient dur au sens propre du terme, à cause du dépôt de calcium. Ainsi, la boule risque-t-elle de se briser facilement et la vie de prendre fin.

Le commencement de la vie est également en rapport avec une boule. L'ovule a la forme d'une boule. Dans l'ovule et le sperme sont contenues les données essentielles marquant les aspects extérieurs et intérieurs de cette nouvelle vie. Au terme d'une gestation de neuf mois, cette nouvelle entité composée de 25 milliards de cellules revêtant toutes des formes de boules, va naître. Chaque noyau de la cellule a un diamètre d'un millième de millimètre et a également la forme d'une boule. La cellule formée de la fusion de l'œuf et du sperme se divise, après quinze heures, en deux formes sphériques. Quatre semaines après se forme encore une autre boule, avec la création du cœur. La boule est donc une forme omniprésente. Elle se trouve donc au début de notre existence, et on pourrait même dire, au moment de sa fin parce que l'homme s'affaisse et se recroqueville avant de quitter la vie et de plonger dans la terre, qui est une boule par excellence.

Lors de votre entraînement à la manipulation des boules, pensez parfois à ce miracle se déroulant dans le corps humain analogue à des processus hors du monde strictement matériel.

Le miracle de l'incarnation en fait partie. La supraconscience agissant au niveau de l'ADN ne peut se comparer qu'à la conscience universelle dirigeant tous les phénomènes cosmiques.

Je parle très consciemment de tous ces éléments, les mettant volontairement en rapport avec les boules et en insistant pour vous faire comprendre le miracle, dont les boules de Qi Gong sont le symbole : vous pouvez parvenir à faire la jonction entre les boules macroscopiques tenues dans votre main et les boules microscopiques au-delà du visible…

Les fondements scientifiques de la thérapie par les boules de Qi Gong

Une thérapie par les boules de Qi Gong, n'est envisageable, qu'à condition qu'un lien existe entre l'extérieur et l'intérieur du corps. Or, selon la loi de la polarité, un lien devrait par conséquent exister aussi entre l'intérieur et l'extérieur du corps.

Certains chercheurs scientifiques comme Pavlov, Head, Mackenzie, Flies ou Hauser ont démontré qu'une irritation mécanique ou thermique quelconque sur la peau, déclenchait une réaction interne du corps. Vous n'ignorez pas que la moelle épinière, qui passe par la colonne vertébrale, est reliée à plusieurs parties du corps par les nerfs. Grâce aux travaux de Pavlov, nous connaissons précisément aujourd'hui les rapports entre les différentes parties du corps et les racines nerveuses.

Vous découvrirez, sur les figures 3 et 4, les parties du corps et les nerfs qui les alimentent. Les sigles C 4, D 1, D 10 etc. indiquent, par exemple, lorsqu'il s'agit du quatrième nerf des vertèbres cervicales (C 4) ; D indique les vertèbres dorsales ou thoraciques, L les vertèbres lombaires et S celles de la partie sacré.

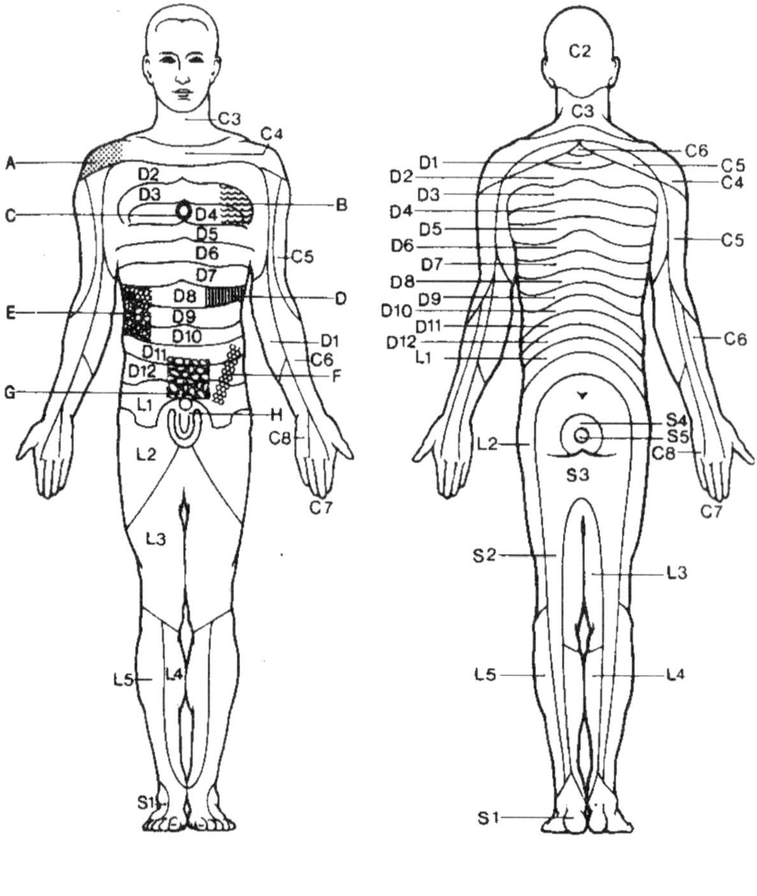

Fig. 3 et 4 : Représentation des zones d'alimentation des racines nerveuses partant de la colonne vertébrale et leurs zones d'intervention maximale

Les segments d'organes et les zones d'intervention maximale des racines nerveuses selon les figures 3 et 4

Organes	Lettre	Zone maximum	Zone totale
Diaphragme	A	C4	C4
Cœur	B	D3,4	C3, 4, D3-9
Œsophage	C	D4, 5	D4-8
Estomac	D	D8	D7-9
Foie, vésicule biliaire	E	D8-11	C3, 4, D7-11
Reins, vessie	F	D10-L1	D10-L2
Gros intestin	G	D11-L1	D11-L1
Vessie	H	D11-L1	D11-L1

Prenons l'exemple de la main, dont les nerfs concernés sont les rachidiens C 7 et C 8 – pour ne citer que ces deux-là. Autrement dit, si vous faites tourner la boule dans votre main, vous stimulez en même temps le 7e et le 8e nerf spinal, c'est-à-dire toute la partie de la nuque et, par extension, les épaules.

Il faut bien connaître ces différents rapports pour comprendre les mécanismes qui font constater subitement à un malade, que ses douleurs ont disparu après tel ou tel traitement. Ce n'est pas, de sa part, pure imagination, cela repose sur des explications précises, réalistes et scientifiques : il s'agit d'un réflexe viscéralo-cutané, d'un réflexe allant de la peau (« cutis ») vers les viscères (« viscera ») ; le réflexe inverse, donc cuti-viscéral, va de l'organe vers la peau. (cf. fig 5)

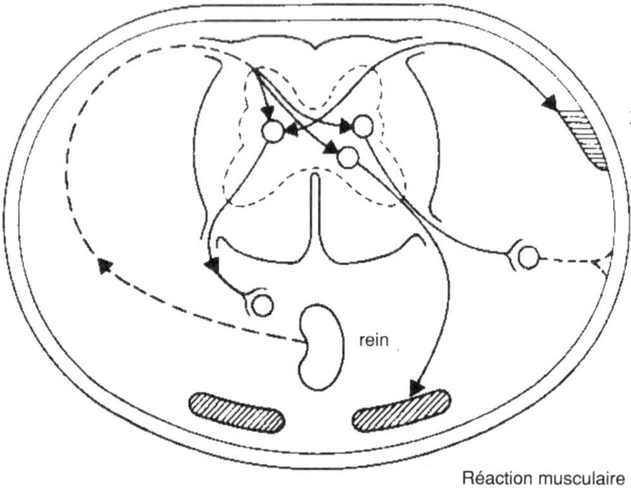

Fig. 5 : Exemple de la connexion d'impulsions vicéralo-cutanées et cuti-viscérales dans la moelle épinière. Les dysfonctionnements de l'organe se ressentent à travers la peau et les muscles.

On a tendance à dire couramment, qu'à l'endroit où se manifeste une douleur, correspond un point d'acupuncture. Il en résulte, en ce qui nous concerne, que l'endroit douloureux sera une zone idéale pour entreprendre un traitement par les boules de Qi Gong. Choisissez une boule ou une autre, en suivant votre intuition, en sachant toutefois qu'en cas de douleur sensible à la moindre pression, mieux vaut prendre une boule Yin[1] ; en revanche, si la douleur s'affaiblit sous l'effet de la pression, choisissez de préférence une boule Yang. Prenez également la boule Yang, si la douleur réagit positivement à la chaleur ; si la réaction est négative au froid, utilisez également la boule Yang ;

1. Les boules lisses sont plus Yang que celles dont la surface est peinte ou cloisonnée.

la boule Yin s'impose si la douleur s'améliore sous l'influence du froid.

Les méridiens ou lignes d'acupuncture sont des canaux reliant également l'extérieur à l'intérieur du corps. Les points d'acupuncture situés sur ces lignes sont des relais permettant d'influencer les courants énergétiques : par l'intermédiaire de ces points, on peut envoyer l'énergie vers certains organes ou la supprimer en cas de douleur. Observez donc toujours quel est le méridien qui passe par la région sensible, et dans le cas de fortes douleurs brèves se manifestant subitement, il faut toujours rouler les boules dans le sens opposé à l'organe ; à l'inverse, s'il s'agit de dysfonctionnements chroniques arrivant lentement et durant longtemps, il faut alors un apport d'énergie, que l'on obtient en « poussant » la boule Qi Gong, telle une vague énergétique en direction du méridien concerné.

Il y a quelques années, fut découvert un livre ancien d'Ingham traitant du massage-réflexe des pieds. Cette technique est aujourd'hui largement répandue et pratiquée par des médecins et des naturopathes agréés. Ce massage réflexe des pieds n'est autre que la stimulation des plantes de pieds par la main ou à l'aide des boules Qi Gong, ou d'un appareil de réflexothérapie ; il augmente sensiblement la vitalité.

Étudions maintenant les zones réflexes des mains, découvertes par Carter qui en effet découvrit les points réflexes sur l'éminence thénar (saillie du côté externe de la paume de la main) pouvant stimuler la nuque et la colonne vertébrale sur des points situés sur les côtés des mains, agissant sur les épaules et les hanches ; et enfin, entre l'index et le pouce, la zone réflexe de l'estomac, et à l'extérieur de la main gauche, juste en dessous de l'auriculaire, la zone réflexe du cœur (cf. les fig. 8 et 9).

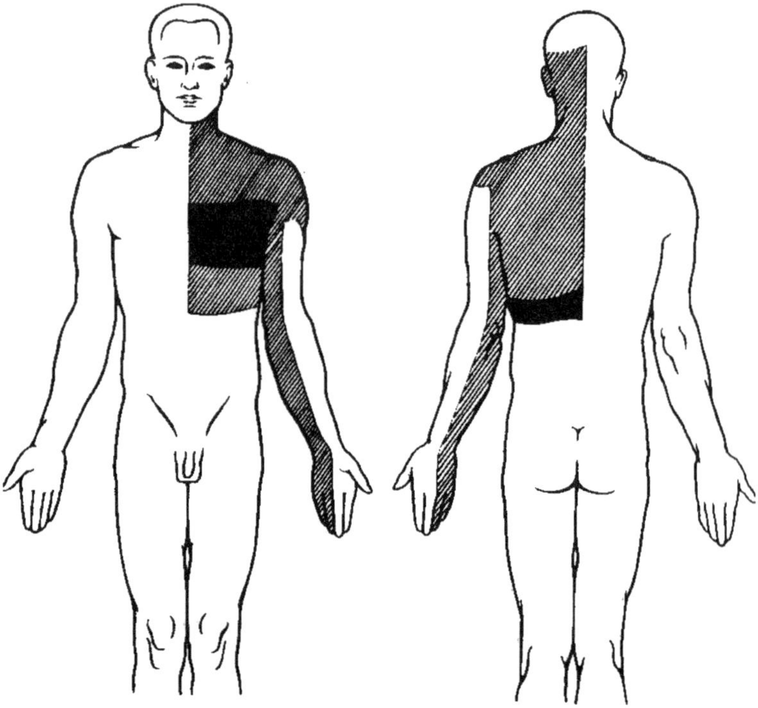

*Fig. 6 : Zones de réactions du cœur (couleur noire).
Les zones hachurées sont des zones où des réactions végétatives
et vasomotrices du cœur peuvent se produire.*

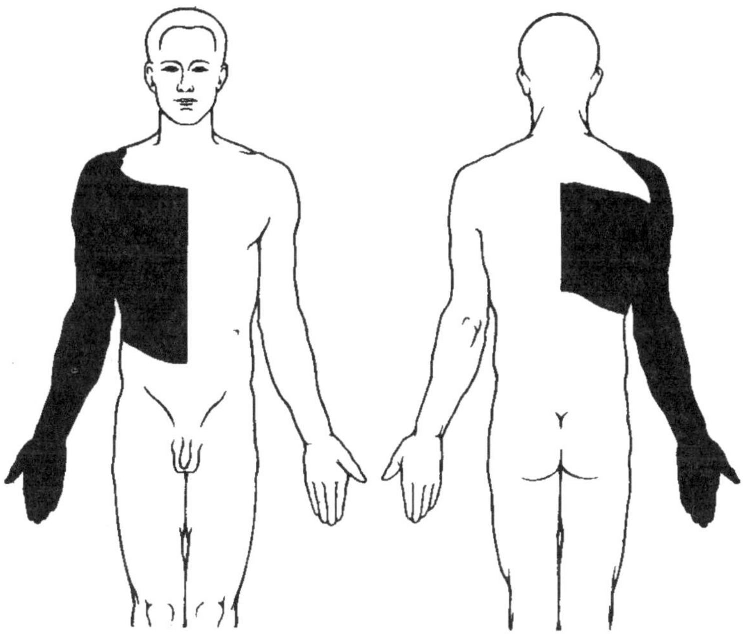

Fig. 7 : Zones de réactions des poumons pouvant montrer des irritations en cas de maladie pulmonaire. L'entraînement avec les boules déclenche, à cet endroit, des impulsions agissant directement sur les poumons.

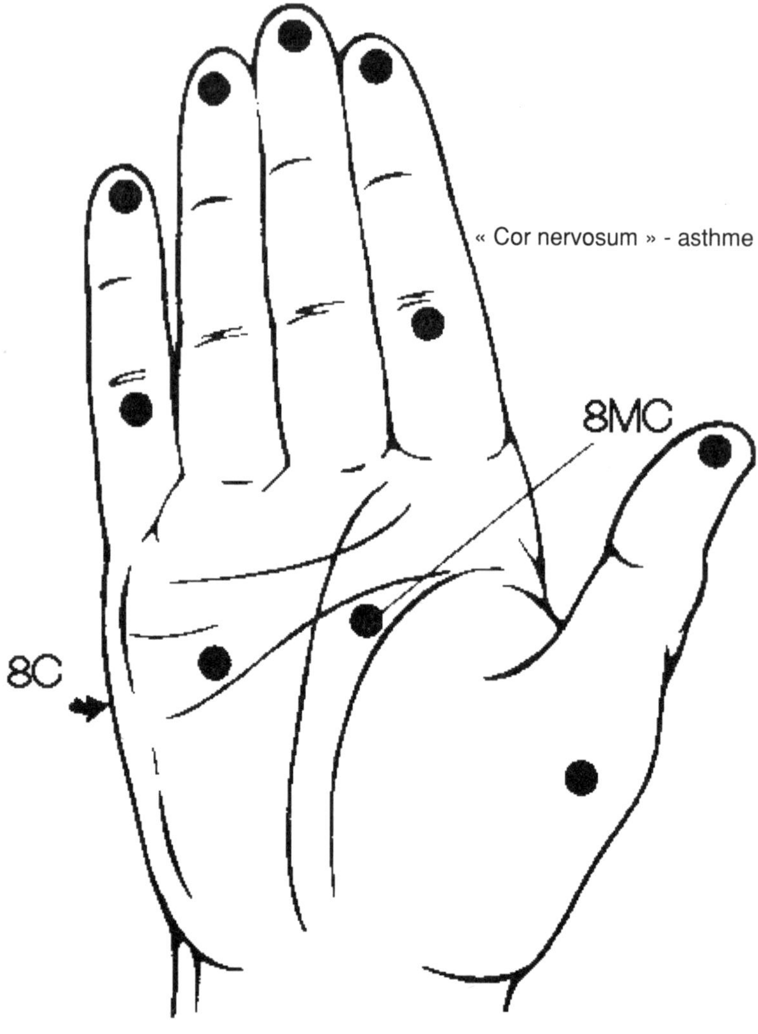

*Fig. 8 : Représentation de la main
et des points d'acupuncture situés à l'intérieur de celle-ci.
Tous ces points se trouvent activés par la rotation
des boules de Qi Gong.*

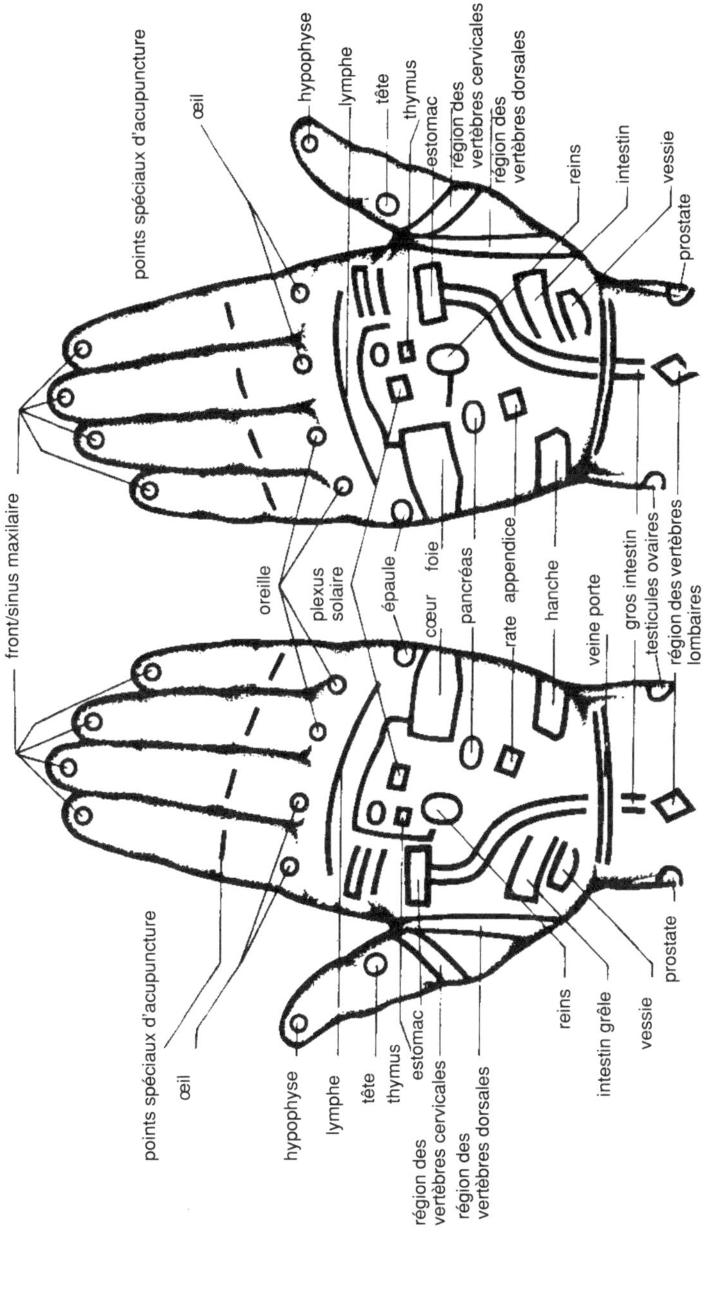

Fig. 9 : Zones réflexes de la main selon Carter

Toutes ces zones se trouvent stimulées par l'action des boules de Qi Gong qui agissent efficacement en cas de douleurs dans la région des vertèbres cervicales et dorsales et en cas de maladies cardiaques ou stomacales. Un massage intense ou une forte compression des points situés vers l'extrémité de la main et entre l'éminence thénar et l'index, par la rotation des boules de Qi Gong, agit sur les épaules, la vésicule biliaire, les hanches, l'intestin grêle et le gros intestin, la colonne vertébrale, l'estomac, le pancréas et la rate, les poumons et le diaphragme. Cela agit comme un stimulant thérapeutique brutal en plein processus métabolique ; or, stimuler le métabolisme signifie purifier le corps et améliorer l'apport en minéraux et en oligo-éléments. Les boules étant toujours guidées par le pouce,

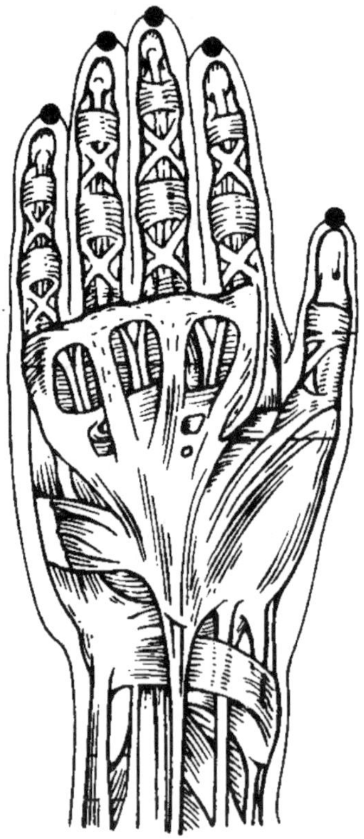

Fig. 10 : Représentation schématique des ligaments de la main intérieure, qui peuvent être activés par la rotation des boules de Qi Gong.

les points situés à l'intérieur de celui-ci se trouvent davantage stimulés et par ce biais, agissent sur la zone réflexe de l'hypophyse, poste de commandement du système hormonal. On dit d'ailleurs que l'homme reste jeune tant que son système hormonal fonctionne efficacement. Ainsi les boules agissent sur toutes les glandes hormonales du corps.

On peut donc en conclure qu'une action sur la zone réflexe de la main agit sur le système hormonal, le système cardiaque, le système de la circulation sanguine, la digestion et la respiration ainsi que sur les muscles, les nerfs et les articulations.

De plus, cette thérapie aurait une action isométrique sur les muscles des bras du fait que les boules doivent toujours être maintenues en mouvement. Cette rotation ne se borne pas à augmenter la flexibilité (souplesse) des doigts, mais entraîne également les muscles de la main et ses articulations.

Un proverbe chinois dit : « L'adresse est mère de l'intelligence. » Ce que la sagesse populaire exprime ainsi se trouve confirmé par des recherches chinoises auprès d'enfants attardés mentalement et excessivement nerveux. Après trois mois d'entraînement avec des boules de Qi Gong, on remarqua que ces enfants étaient devenus plus calmes, plus équilibrés, et surtout, qu'ils avaient fait des progrès considérables, au niveau de leur évolution mentale et physique. Ils étaient capables de se concentrer davantage, ils étaient devenus plus curieux, leur capacité de mémorisation, leur performance physique et leur adresse s'étaient sensiblement accrus.

Ce qui est possible sur des enfants peut l'être également sur des adultes ! Il faut tout simplement être conséquent et prendre le temps nécessaire à un entraînement régulier sans que, toutefois, il ne devienne trop contraignant. Cet entraînement physique et spirituel doit être pratiqué en pleine conscience, dans la joie, avec la patience et le désir d'en comprendre le processus et à travers ses étapes, en atteindre le but.

Évoquons à présent les effets physiques provoqués par les boules, dont le poids par paire varie, selon la taille, entre 250 et 580 grammes.

Par leur poids, les boules agissent non seulement sur les muscles de la main, mais également, – selon la loi physique « travail = force × distance » – sur les muscles de la partie supérieure des bras. Avec de simples boules, vous vous adonnez ainsi à une sorte de body-building !

Les boules sont creuses, et à l'intérieur tourne une deuxième boule. À chaque mouvement, cette boule, dans la boule, touche une tige métallique, la faisant vibrer : c'est ce qui donne un son musical. Certaines boules font entendre un son Yin et d'autres un son Yang[1].

La longue rotation des boules dans la paume de la main réchauffant ces boules, il en résulte sept effets principaux :

1. La vibration

La vibration subtile stimule en profondeur les tissus et les vaisseaux capillaires, et accroît la circulation sanguine dans les artérioles. Elle agit sur les fibres nerveuses en les calmant et améliore la circulation des lymphes.

2. La compression

La compression provoque un effet de massage stimulant profondément le tissu. Elle agit également sur les récepteurs de pression situés dans les artérioles stimulant ainsi la circulation sanguine. En même temps, ce massage aère le tissu et augmente l'irrigation sanguine périphérique.

1. Le son des boules Yin est plus grave et leur couleur est plus foncée que celle des boules Yang.

3. La chaleur

La chaleur est la conséquence de l'énergie cinétique des boules. Cette chaleur augmente par la chaleur des mains que les boules captent lors de leur rotation. L'énergie cinétique et la chaleur corporelle sont renforcées mutuellement avant d'être communiquées aux tissus. Elles pénètrent dans la main à travers la couverture métallique de la boule, en activant ainsi les zones réflexes des organes situées dans le creux de la main. La chaleur dilate les artérioles et stimule donc l'irrigation sanguine. La chaleur calme les nerfs. La chaleur est un facteur Yang ; et Yang n'est autre que l'énergie. L'apport en énergie Yang dans le corps stimule l'impact du Yin et du Yang, ce qui est la source de stimulation du Qi.

La chaleur active également les récepteurs thermiques de la peau dont les impulsions vont directement au cerveau, de même que les impulsions des récepteurs mécaniques sont déclenchées par la vibration et la compression.

4. Les sons mélodieux

Ces sons ont un effet calmant, relaxant et équilibrant sur un plan végétatif, et simultanément, ils énergétisent le cerveau.

5. L'effet isométrique

Le poids des boules fortifie la musculation des mains et des bras.

6. L'entraînement à l'équilibre

La rotation des boules améliore toutes les réactions corporelles, accroissant par-là même le sens de l'équilibre et, enfin, la sensibilité de la main.

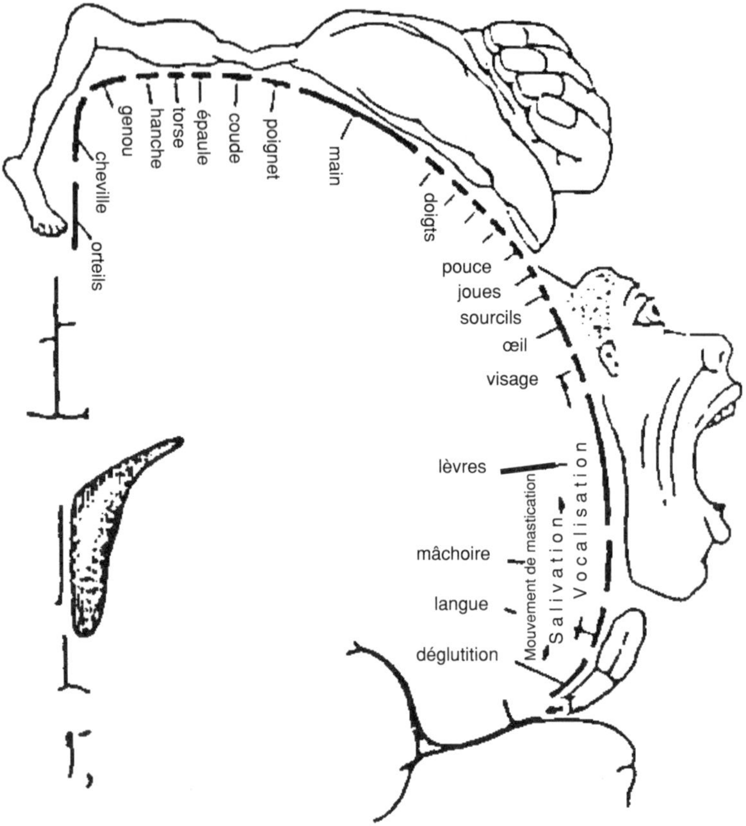

Fig. 11 : Représentation du corps sur le lobe central du cerveau humain (selon Pennfield et Rasmussen).
La taille de la main sur le télencéphale est étonnante, comparée aux autres organes.

7. L'entraînement au mouvement

Cet entraînement vitalise le corps dans son ensemble, favorise la régénération et devient ainsi un excellent moyen de lutter contre le vieillissement.

Deux scientifiques ont tout particulièrement travaillé sur l'efficacité des boules de Qi Gong. Il s'agit du Dr. Huan de l'Académie des Sciences de Pékin et du Dr. Zhen Yang de l'hôpital de Boading. Ces deux chercheurs ont constaté que les boules de Qi Gong amélioraient réellement la circulation sanguine ; qu'elles activaient le système nerveux central, l'assimilation de l'oxygène en même temps que le rejet d'oxyde de carbone et qu'elles avaient un effet positif sur le sang et les muscles des malades alités. Le Dr. Huan a également prouvé que cette technique pouvait normaliser une tension trop élevée ou trop faible.

Un entraînement à base de boules de Qi Gong ne peut pas remplacer les exercices physiques, mais il peut les compléter parce qu'il est possible de s'y exercer n'importe où et à tout moment…

Le Qi, le Yin, le Yang, et les Méridiens

Le terme de Qi, désignant l'énergie vitale réelle, était déjà utilisé dans la médecine chinoise, dès avant l'ère chrétienne. Beaucoup d'autres systèmes plus ou moins médicaux, du monde entier, reposent également sur cette idée que la bonne santé ou la maladie sont engendrées par un type d'énergie spécifique. Ainsi la médecine chinoise évoque-t-elle et ce, depuis plus de 2 000 ans, les notions de Prana et de Kundalini comme autant d'éléments régulateurs de l'énergie vitale universelle. Un principe identique se retrouve aussi dans la médecine énergétique indienne d'Amérique Centrale et d'Amérique du Sud.

Au cours de ce chapitre, j'ai essayé de vous expliquer quelques données importantes de la médecine chinoise afin que, en reliant ces éléments entre eux à la manière d'un puzzle, vous puissiez mieux comprendre le Qi Gong et les réactions du corps, lorsque vous manipulez les boules de Qi Gong.

Le Qi

Le Qi est l'énergie-motrice de tout ce qui se passe dans l'univers et donc également dans le microcosme de l'homme ; c'est une force que l'on ne peut ni mesurer ni représenter, que l'on ne peut apercevoir qu'indirectement en observant les effets déclenchés par le Qi.

Le Qi se mesurerait donc par l'effet dont il est la cause.

Décrire le Qi me semble une bien rude tâche ! Quand je dis que le Qi est la force vitale, j'utilise un terme du langage usuel pour vous permettre de mieux saisir un aspect partiel du Qi. Parler du Qi en tant qu'énergie me semble une meilleure solution. Pourtant, le Qi est beaucoup plus que cela ! Il est la force spirituelle dans l'idée. Il est la force qui donne forme au sans-forme… et qui peut modifier toute forme… Le Qi est un code qui marque et détermine les relations humaines. Il est la mémoire de la nature qui fait naître le fruit de la fleur et la fleur en bourgeon. Le Qi est l'énergie et la force inhérente à la matière.

Le Qi est le principe invisible se trouvant derrière le visible. Il est encore la force qui nous permet de respirer, de manger, de procréer et d'agir. Sans le Qi, nous serions incapable de parler, de marcher. Grâce au Qi, nous naissons, car il représente notre patrimoine héréditaire. S'il nous quitte, nous plongeons dans la mort, où, sans doute, un autre Qi nous attend.

Le Qi agit dans les principes créateurs de la vie comme dans ceux qui la détruisent. Il est la fonction et l'action des organes internes. Il existe dans le sang, dans les aliments. Il participe aux efforts du corps contre des influences néfastes qui pourraient le rendre malade, mais ces influences contiennent également le Qi dans le sens négatif. Le Qi est à l'origine de nos émotions, alors que ces émotions elles-mêmes sont à leur façon autant de manifestations de ce même Qi. Il est la force de nos pensées et de nos idées. Il guide le déplacement des planètes et détermine les saisons et le rythme de vie. Il est l'esprit de l'Esprit, le souffle divin, l'idée de Création en nous.

On peut comparer le Qi à une serrure. Si vous arrivez à en trouver la clé, sous forme de connaissances en rapport avec ce Qi, vous pourrez alors vous ouvrir à des dimensions totalement nouvelles. Les petites boules dans votre main seraient l'une des clés capables d'ouvrir la serrure du Qi puisqu'elles permettraient ensuite d'entrer par la porte bien cachée derrière laquelle se trouveraient santé, harmonie et énergie vitale.

À la différence près qu'une serrure matérielle s'ouvre par une procédure mécanique, avec une clé matérielle, alors que la serrure Qi ne peut s'ouvrir qu'avec la clé Qi Gong, à celui qui en connaît les mots codés. Quels sont ces mots-clés précisément ? Ce sont les mots : conscience et attitude intérieure. Il faut donc faire ce pas avec conscience et avec une ouverture intérieure suffisante.

Apprendre à utiliser le Qi requiert une attitude claire avec soi-même et avec la Création. Il oblige à suivre la voie de la vérité, à être sincère avec soi-même et vis-à-vis d'autrui, à s'efforcer de toujours donner le meilleur de soi-même. Le Qi est l'esprit du Créateur qui n'anime que ceux en qui justement cet esprit est présent. Pratiquer avec succès le Qi Gong signifie donc changer l'orientation de sa vie…

Après vous avoir donné quelques explications sur le Qi, vous vous posez certainement maintenant la question de savoir ce que signifie le terme « gong » dans l'expression « Qi Gong » ?

Gong vient du mot chinois Gongzou qui signifie « travailler ». Le Qi Gong est donc une technique pour activer le Qi. Gong signifie l'activation du Zhen-Qi, c'est-à-dire du bon Qi, le fondement de notre bonne santé. Le Gong recèle trois aspects majeurs sans lesquels nulle pratique valable du Qi Gong ne me parait possible : il s'agit d'une part du Zhong-Qi, ou Qi du souffle, c'est-à-dire différentes techniques respiratoires ; d'autre part, du calme intérieur pouvant être créé par des techniques respiratoires ou par la visualisation ; enfin de la stimulation du système Zang-Fu, c'est-à-dire de tous les organes, par différentes techniques comme la marche, les positions assise ou allongée ou le massage. Ce dernier point est tout particulièrement intéressant parce qu'il souligne l'importance des exercices des boules de Qi Gong qui, grâce à leur rotation, massent les points d'acupuncture ainsi que les méridiens.

Permettez-moi de terminer ce chapitre sur le Qi par cette citation d'un médecin de la Chine ancienne, le Dr. Chang Zhei : « Chaque naissance correspond à une densification énergétique et chaque mort équivaut à une répartition d'énergie. La naissance ne serait donc pas à proprement parler un gain et la mort une perte. Si l'énergie se trouve condensée, elle devient matière. Si elle se répartit, elle devient mutation. »

Comme l'a dit le Dr. Chang Zhei, toute application à partir du Qi a pour but le changement, la mutation. La fusion de l'énergie de la mère avec celle du père, sous la forme d'un ovule et du sperme est à l'origine d'un être nouveau, dont la naissance se traduit par la densification de l'énergie. Cette densification commence au moment de la fécondation et s'achève par l'accomplissement de l'homme, à savoir de l'homme adulte. Chaque mort signifie un départ d'énergie ; lorsque le Qi nous quitte, la vie s'achève.

Si la naissance n'est pas un gain en soi, elle serait plutôt le cumul de l'énergie et de sa densification. La mort, quant à elle, n'est pas non plus une perte dans la mesure où l'énergie ne se perd pas, mais change simplement de forme. Si l'énergie est condensée, il y a création de matière. Si elle est répartie davantage, elle devient le catalyseur en vue de la création d'êtres nouveaux, de choses nouvelles, d'événements nouveaux.

Le Yin et le Yang

Le Yin et le Yang représentent deux aspects d'une unité. Ils sont le symbole de l'union des opposés. Toute la vie et tout l'univers sont divisés en Yin et en Yang : nous avons l'attitude et la profondeur, le jour et la nuit, la santé et la maladie, la chaleur et le froid, le blanc et le noir. Comment définir clairement le degré réel de la bonne santé si l'on ignore la maladie ? De même, le jour et la nuit font partie du temps, exactement comme la maladie et la santé sont deux parties inhérentes à notre vie. La couleur blanche et la couleur noire forment un tout. Le malheur est le bonheur aussi, sur un plan supérieur. La profondeur nous permet de connaître la hauteur. Dans la vie, les opposés ne s'opposent pas, mais se conditionnent mutuellement. Rien n'est totalement blanc, de même que nul n'est totalement noir. Le blanc contient le noir et le noir le blanc…

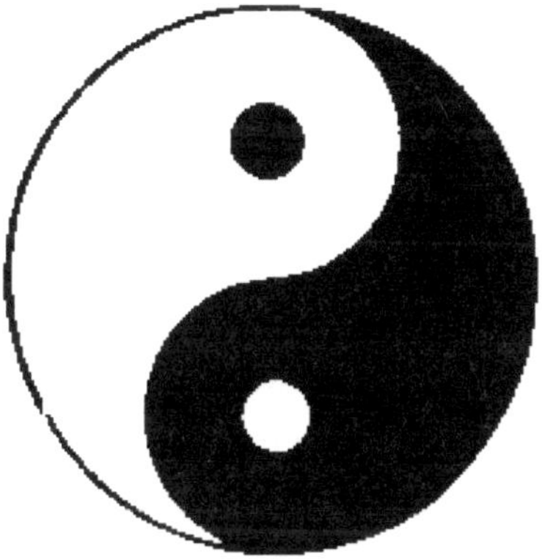

Tous les phénomènes peuvent être classés soit dans la catégorie Yang soit dans la catégorie Yin. Mais il s'agit d'aspects relatifs qui se conditionnent les uns les autres. Les rapports changent sans cesse et dans certaines conditions, le Yang peut devenir Yin et le Yin, Yang. Un excès d'énergie Yin détruit le Yang et vice versa. L'eau est Yin, le feu est Yang. Le Qi est Yang et l'alimentation Yin. Yin est la matière et Yang l'énergie. La terre est Yin ; le soleil est Yang ; la lune est Yin.

Le Yin et le Yang symboliseraient en fait les rapports entre la matière et l'énergie. Si le Yang peut devenir Yin et le Yin se transformer en Yang, alors cela signifie donc que la matière peut se transformer en énergie et l'énergie en matière… un phénomène parfaitement connu sur le plan subatomique. En tout état et en toutes choses, règne un équilibre permanent entre le Yin et le Yang.

Pour mieux comprendre les rapports entre le Yin et le Yang, j'ai réuni leurs principaux aspects dans le tableau suivant :

L'aspect Yin	**L'aspect Yang**
gauche	droite
intérieur	extérieur
en bas	en haut
humide	sec
sang	Qi
partie avant	partie arrière
organes Zang (stockage)	organes Fu (transformation)
matière	énergie
féminin	masculin
froid	chaud
faible	fort
passif – tradition	actif – progression
obscurité	lumière
manque	abondance
contraction	détente
centripète	centrifuge
positif	négatif
statique	dynamique
état de la matière	fonction
nutrition	refus
maladie	santé
introversion	extraversion
faible	fort
plonger	monter
trouble	net

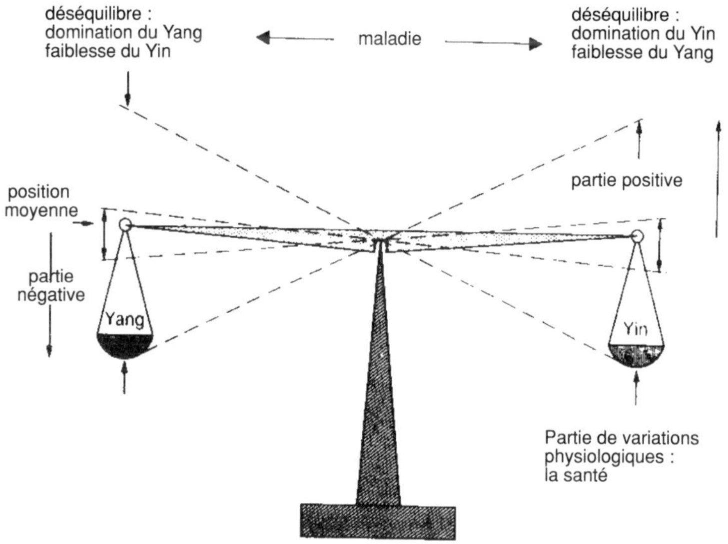

Fig. 12 : L'équilibre Yin/Yang

J'ai déjà eu l'occasion de souligner que le Yin est matière. Donc le sang est Yin, bien qu'il n'ait ni forme ni structure. Le Yin contient du Qi, appelé Yin-Qi. Donc, le sang et le Qi s'allient pour créer ensemble les conditions de la fonction du sang. Le Qi ne pourrait pas couler sans avoir recours au véhicule qu'est le sang ; or le mouvement du sang dépend du Qi. Tous deux dépendent par conséquent l'un de l'autre. Si le Qi disparaissait, des caillots de sang pourraient se développer, entraînant une embolie foudroyante. Si c'était le sang qui venait à disparaître, le Qi ne pourrait définitivement plus circuler et se répandrait, provoquant une anémie grave.

Les énergies Yin et Yang se soutiennent et se freinent réciproquement afin d'assurer la régulation cybernétique. L'équilibre relatif entre le Yin et le Yang est synonyme de santé, mais leur déséquilibre statique est signe de maladie. D'où l'affirmation de la médecine traditionnelle chinoise selon laquelle : « Le

Yang serait gêné par la suprématie du Yin et le Yin se trouverait amoindri par la domination du Yang. La suprématie du Yang étant conditionnée par une faiblesse du Yin, et la domination du Yin allant en diminuant proportionnellement à la croissance de la puissance du Yang – ce dernier cas signifie maladie. »

Mieux vaut donc comprendre le Yin et le Yang non pas comme des opposés, mais comme une unité intègre. Aucun Yin ne peut se former sans Yang et aucun Yang sans Yin. Nous avons infiniment besoin de ces deux volets – une sagesse que nous ferions bien de transposer dans notre vie quotidienne…

Pour vous qui êtes peut-être en train d'acquérir une véritable maîtrise de la manipulation des boules de Qi Gong, il est important que vous puissiez inclure ces différents aspects de Yin et du Yang dans votre quête. Avant de clore ce chapitre, j'aimerais vous apporter encore quelques précisions vous permettant de déterminer si vous êtes du type plutôt Yin ou plutôt Yang. La liste des qualités Yin et Yang peut vous aider à juger si une situation s'avère être Yin ou Yang. Ainsi, vous pourrez vous exercer avec les boules, sur les deux opposés : notamment si vous vous trouvez devant une situation Yang alors que vous êtes vous-même d'un type Yang plus marqué, vous aurez tout intérêt à faire davantage d'exercices Yin.

Cependant, n'oubliez jamais qu'il n'existe pas de types purs Yin ou Yang. Il y a toujours quelques mélanges ; de ce fait, il s'agit de trouver les éléments dominants. Et cette domination détermine si vous êtes en présence d'un type relativement plus Yang ou d'un type relativement plus Yin.

Vous vous affirmez de ***type Yin***, si vous possédez les caractéristiques suivantes :

– *psyché :* introverti avec tendance à la dépression, neurasthénique, facilement épuisé, taciturne, paresseux (physique et mental), difficultés de contacts, sceptique.

– *couleur de la peau :* blanche, grise, jaune, pâle, rouge, foncée.

– *structure de la peau :* une peau rugueuse est l'une des conséquences d'un manque de Yin. Le manque de Yin est synonyme d'un manque de liquide, ce qui entraîne une insuffisance dans la nutrition de la peau. Il en résulte une peau sèche et rugueuse. Forte transpiration.

– *cheveux :* blanc ou gris. Autres éléments typiques également : les cheveux fourchus, la perte des cheveux et les pellicules.

– *visage :* formes allongées et douces, très peu de sourcils, rides verticales, longs cils.

– *partie des yeux :* de grands yeux, toujours en mouvement, poches affirmées sous les yeux.

– *nez :* long et mince.

– *façon de marcher :* lente et mesurée.

– *bouche :* des lèvres minces et sèches, des gencives rouge pâle.

– *oreilles :* petites oreilles et petits lobes

– *mains :* longues et minces

– *poids du corps :* tendance à une insuffisance pondérale.

– *systèmes des reins et de la vessie / parties génitales :* peu de désir sexuel, besoin fréquent d'uriner, extrémités froides.

– *selles :* souvent liquides, tendance aux ballonnements.

Si vous êtes de ***type Yang***, alors vous possédez de préférence les caractéristiques suivantes :

– *psyché :* extraverti, personnage type agité, paroles fortes, grande assurance, tendance à vouloir dominer.

– *couleur de la peau :* rose.

– *structure de la peau :* douce comme du velours, la peau est chaude.

– *cheveux :* foncés ou roux, brillants et épais.

– *visage :* plutôt rondelet, sourcils épais aux cils courts et droits.

– *yeux :* longs et étroits avec l'iris bien centré.

– *nez :* court et fort.

– *façon de marcher :* déterminée.

– *bouche :* petite avec des lèvres roses, gencives roses.

– *oreilles :* grandes avec des lobes développés.

– *mains :* musclées et rondes, de couleur rose.

– *poids du corps :* risque de surpoids.

– *systèmes des reins et de la vessie / parties génitales :* rare envie d'uriner, fort désir sexuel.

– *selles :* dures, tendance à la constipation.

Il ne me reste plus qu'à traiter des derniers fleurons thérapeutiques de la médecine traditionnelle chinoise et donc du Qi Gong : les points d'acupuncture et les méridiens.

Les points d'acupuncture et les méridiens

Afin de tirer le meilleur profit thérapeutique possible de votre expérimentation des boules de Qi Gong, il vous faut absolument connaître les points d'acupuncture et les méridiens. Evidemment, peut-être seriez-vous tenté de me répondre que l'on peut stimuler ces points sans boules. Certes. Néanmoins, ma propre expérience m'a incontestablement prouvé qu'il y a certains avantages à favoriser le massage à l'aide de boules :

– La boule offre une pression plus forte.

– La boule provoque un effet vibratoire qui est un élément très important sur un plan énergétique car il augmente l'apport en énergie et active ainsi le Qi.

– Le frottement de la boule, après un certain temps de rotation, provoque un effet de chaleur.

– La boule glisse plus facilement sur la peau qu'un pouce en train de faire de l'acupressing.

– Une deuxième boule peut renforcer les effets d'acupressing de la première.

– Si vous souhaitez absolument utiliser la main, vous pouvez vous charger énergétiquement par un entraînement main/boule, ce qui donnera encore de meilleurs résultats lors de la thérapie par les boules.

Il existe au total 14 méridiens fondamentaux : ils passent à la surface du corps, en se dirigeant soit de la tête vers les mains soit du buste vers les pieds soit des pieds vers le buste et la tête. Sur ces 14 méridiens se trouvent environ 700 points d'acupuncture que l'on peut comparer… à des vannes d'oléoducs.

À partir de ces installations, on peut arrêter par exemple, l'écoulement du pétrole ; on peut augmenter le débit si l'on ouvre davantage les vannes ; ou réduire la quantité de pétrole et donc en limiter ainsi la pression.

Les points d'acupuncture agissent exactement de la même manière sur les méridiens.

Pour les méridiens et leur localisation voir figures 13 à 26.

Il est très important qu'une énergie suffisante circule en permanence dans ces méridiens. En effet, une énergie trop faible circulant dans les méridiens, entraînerait une faible circulation du Wei-Qi, le Qi de la résistance et de la défense circulant dans les tissus les plus proches de la surface du corps. À cause de cela, nous aurions donc une moindre résistance aux éléments

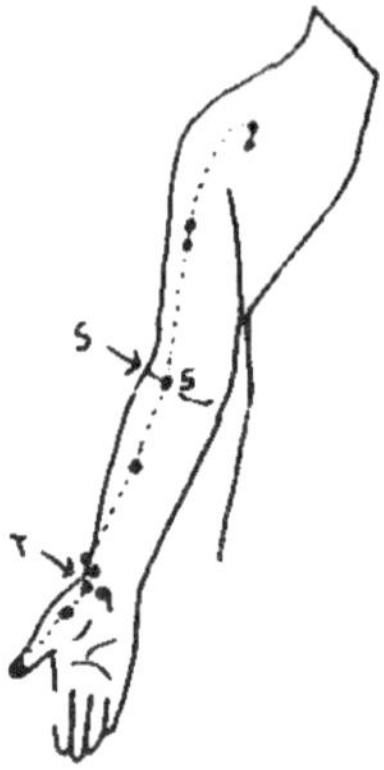

Fig. 13 : Méridien du poumon

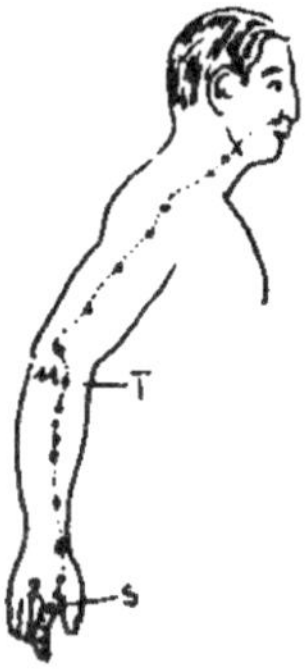

Fig. 14 : Méridien du gros intestin

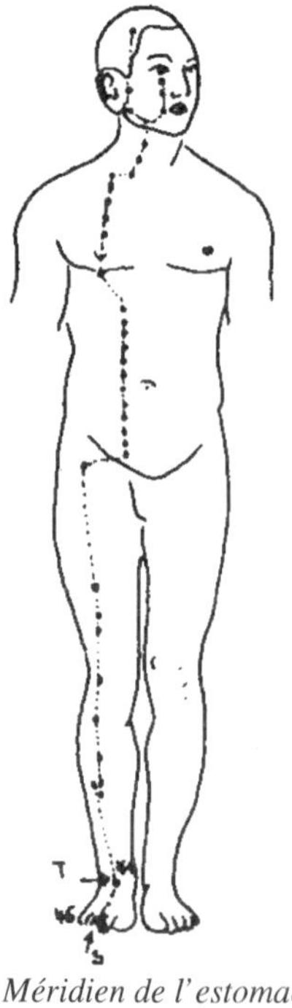

Fig. 15 : Méridien de l'estomac

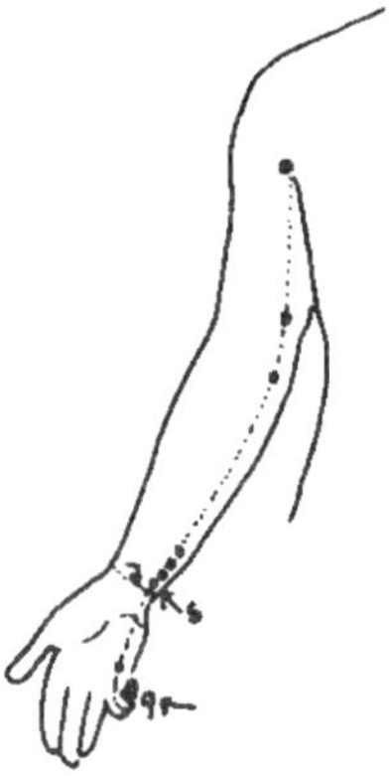

Fig. 16 : Méridien du cœur

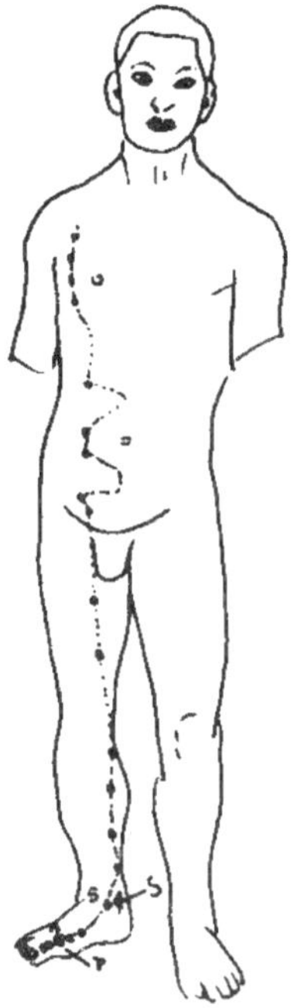

Fig. 17 : Méridien de la rate-pancréas

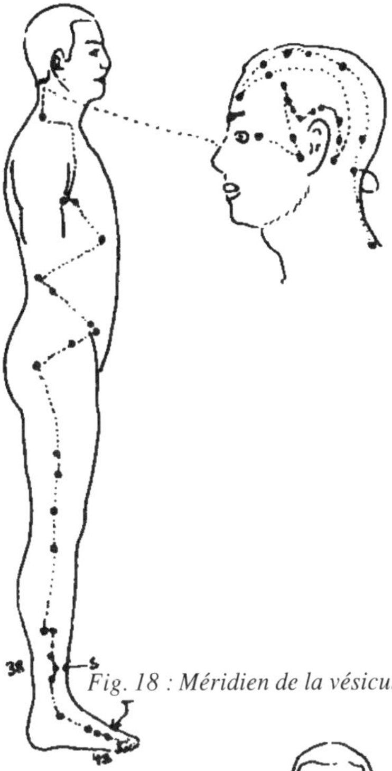

Fig. 18 : Méridien de la vésicule biliaire

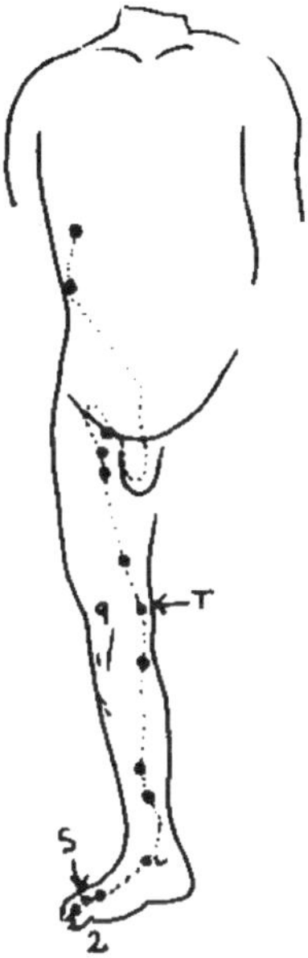

Fig. 19 : Méridien du foie

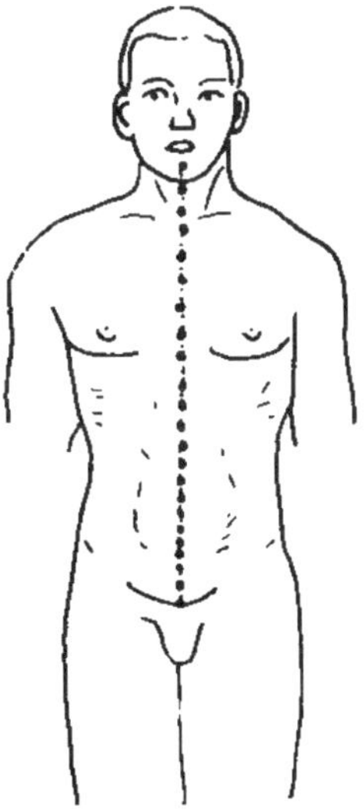

Fig. 20 : Méridien du vaisseau de la conception

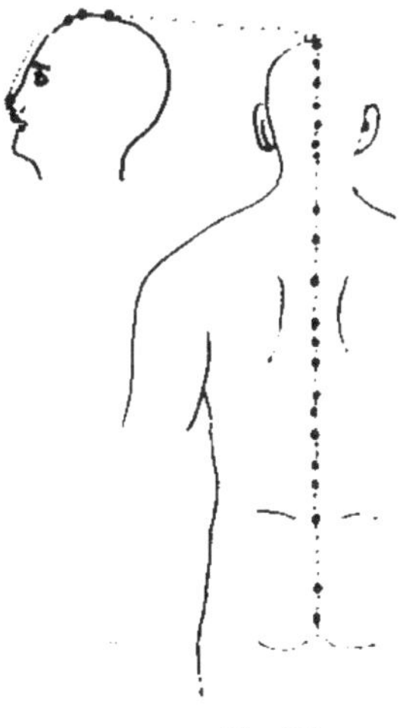

Fig. 21 :
Méridien du vaisseau gouverneur

Fig. 22 : Méridien de l'intestin grêle

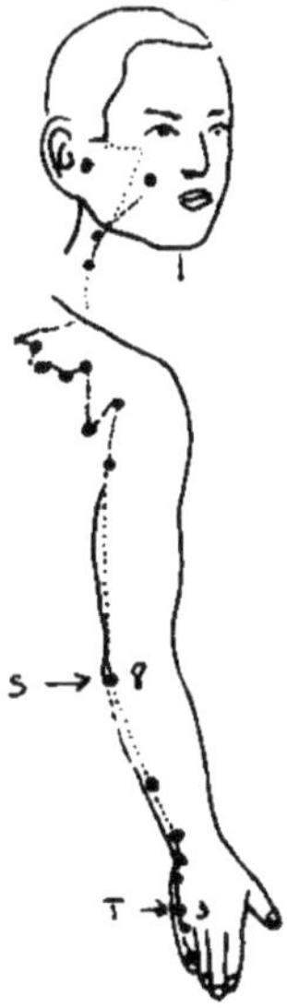

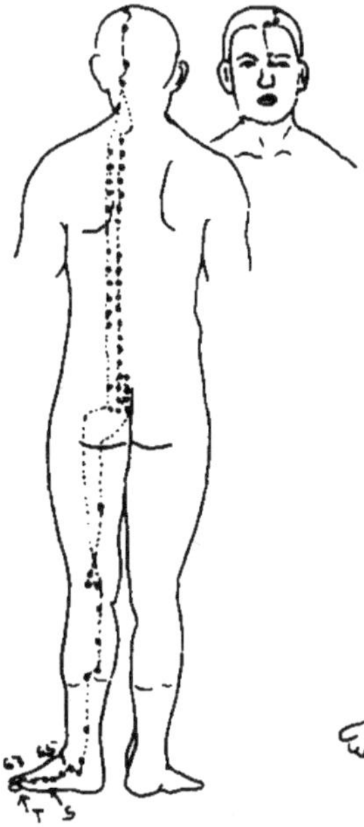

Fig. 23 : Méridien de la vessie

Fig. 24 : Méridien du rein

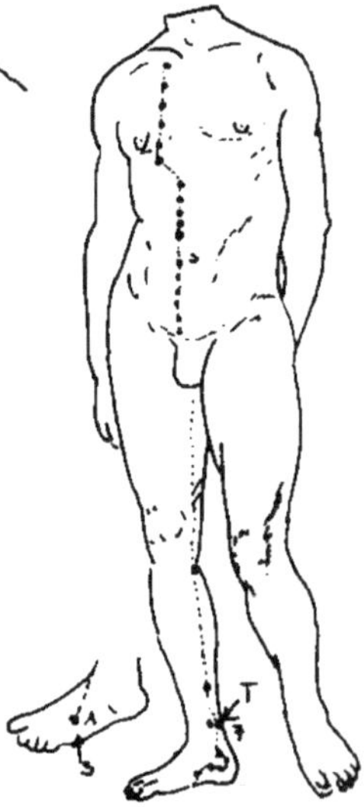

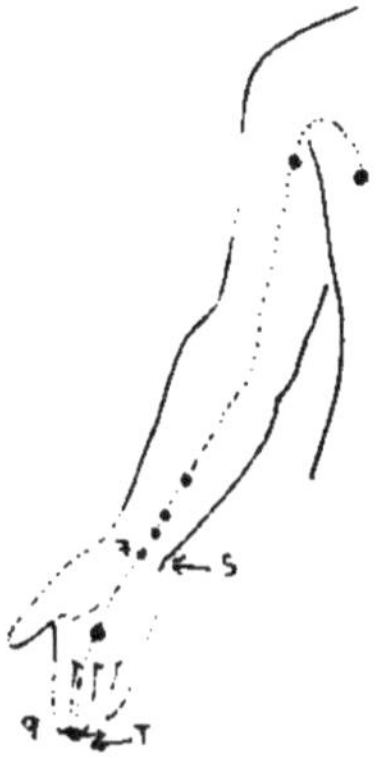

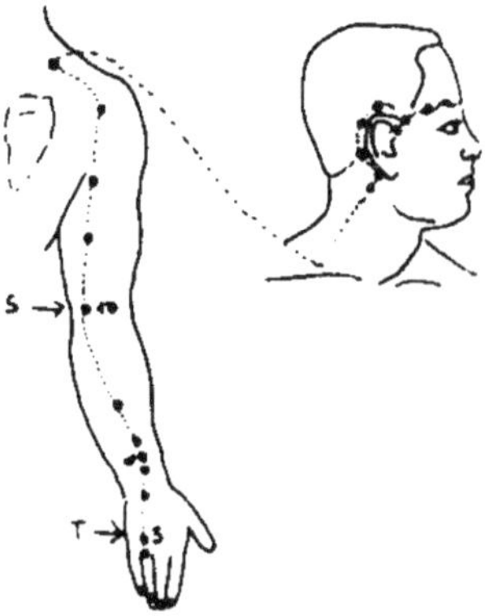

Fig. 25 : Méridien du maître du cœur

Fig. 26 : Méridien du triple réchauffeur

influents (tels que le vent et le froid, par exemple) risquant d'engendrer certaines maladies. Nous savons généralement que le vent et le froid peuvent pénétrer dans les méridiens situés juste sous la peau en provoquant des infections comme, par exemple, la grippe. Si le corps est trop affaibli pour repousser l'ennemi, celui-ci s'immisce jusqu'aux méridiens situés en profondeur pouvant aller jusqu'à laisser se développer certains symptômes comme des difficultés cardiaques et circulatoires, une grande faiblesse, un manque d'appétit, une sinusite, etc. Si l'ennemi n'a pu être arrêté à ce niveau-là non plus, il peut encore gagner davantage dans le corps pour atteindre les organes. Ces derniers sont tellement affaiblis, voire même malades, qu'ils développent des problèmes chroniques assez difficiles à traiter ensuite. Je citerais à titre d'exemple, le genre de bronchite chronique avec insuffisance respiratoire comme conséquence d'une grippe mal guérie ou une faiblesse cardiaque doublée d'une entérite après un rhume des foins mal soigné.

Le Qi Gong se charge de mettre une quantité suffisante de Qi en mouvement pour renforcer ainsi les résistances naturelles du corps. À condition que tous les organes se trouvent suffisamment nourris et fonctionnent correctement.

Les différentes boules de Qi Gong

Après ces quelques brèves explications concernant le fondement scientifique d'une thérapie possible grâce aux boules de Qi Gong, venons-en maintenant à leurs aspects plus pratiques. Je vais vous décrire un certain nombre d'exercices que vous pourrez réaliser grâce aux boules, mais auparavant, j'aimerais vous dire quelques mots sur ces boules.

Il existe un nombre impressionnant de boules de Qi Gong différentes que les Chinois divisent en « Baici » ou boules de richesse ; et en « Bao Di-jan Tschou » ou boules de santé.

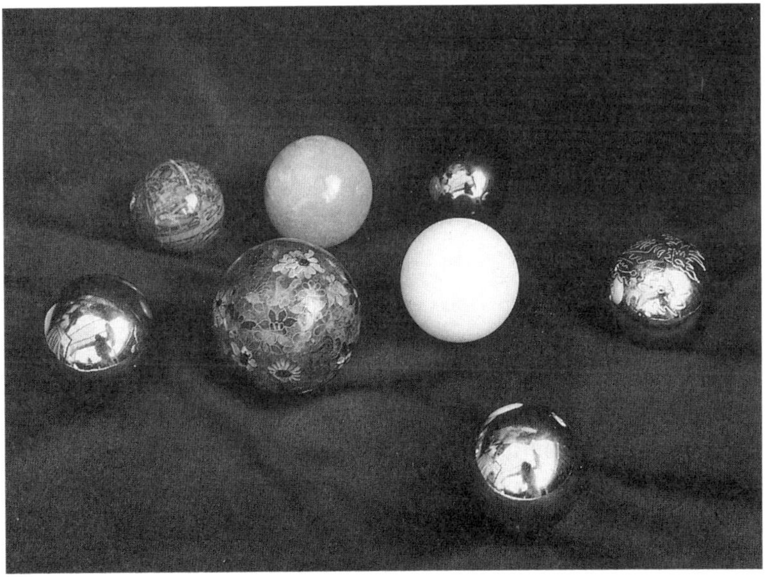

Fig. 27 : Différents types de boules

1. Les boules standard de Qi Gong :

Il s'agit de boules argentées pouvant exister en quatre versions différentes :

a) La mini-boule

Elle a un diamètre de 40 mm et une paire de boules atteint un poids de 250 grammes.

Elle est essentiellement destinée aux enfants ; mais, pour se familiariser avec elles les premières fois, un adulte peut débuter ses exercices avec de telles boules.

b) La petite boule

Elle a un diamètre de 45 mm et une paire de boules atteint un poids de 330 grammes. C'est la boule la mieux adaptée pour commencer ces exercices, indépendamment de la taille de la main du pratiquant. En effet, compte tenu de sa taille et de son poids, elle est idéale pour une main peu assurée ; de surcroît, il est toujours préférable de commencer à pratiquer avec des boules plutôt trop petites que des boules trop lourdes risquant d'occasionner bien des difficultés pour un néophyte.

c) La boule moyenne

Elle a un diamètre de 50 mm et une paire de boules atteint un poids de 460 grammes. Après une certaine période d'entraînement avec de petites boules, vous pourrez essayer avec des boules moyennes, voire avec de grosses boules, en fonction de la taille de votre main. En effet, plus les boules sont grosses, plus les sensations deviennent fortes et le son plus agréable, grâce à leur masse de résonance plus conséquente. L'effet thérapeutique augmente avec la dimension des boules…

d) La grosse boule

Elle a un diamètre de 55 mm et une paire de boules peut atteindre un poids de 580 grammes. Elle produit un son agréable qui vous accompagne pendant votre entraînement et sa valeur thérapeutique supérieure est liée à son poids élevé. – Elle s'adapte particulièrement bien à des exercices ayant un rapport avec certains problèmes de santé décrits dans la partie pratique de ce livre. –

2. La boule de Qi Gong dorée

La boule dorée, dont la constitution très résistante est due à une couche d'oxyde de titane, symbolise davantage le Yin tandis que la boule argentée se réfère plutôt au Yang. Personnellement, j'aurais tendance à croire que cet aspect doré ou argenté à plus un effet optique qu'un réel impact thérapeutique. Aussi pouvez-vous choisir vos propres boules selon votre goût et votre intuition !

Les boules dorées existent dans les mêmes dimensions et poids que les argentées.

3. Les boules de Qi Gong en jade, en marbre et en autres pierres

Ces boules font déjà partie de la catégorie des boules nobles. En revanche, les boules d'acier sont plutôt à caractère utilitaire, tandis que les boules de Qi Gong en jade, en marbre ou en toutes autres pierres sont plutôt des boules à contempler du fait de leur fragilité. Il s'agit en général de boules pleines qui frappent visuellement à cause de leur très bel aspect dû à la marbrure naturelle des pierres. Elles ne vibrent pas et n'émettent aucun son. Si le bruit provoqué par les boules métalliques vous gêne, il est préférable peut-être de recourir à ces boules de pierre pour son entraînement quotidien.

Contrairement aux boules métalliques, ces boules paraissent aussi plus chaudes, et, en les utilisant, elles se réchauffent plus lentement, puis gardent la chaleur plus longtemps. Depuis des millénaires, on attribue des vertus thérapeutiques aux pierres précieuses[1] dont on se sert aujourd'hui dans certaines applications thérapeutiques. Alors, pourquoi ne pas jumeler les effets naturels des pierres avec ceux des boules ? Les boules de Qi Gong en jade, en marbre ou en tout autre pierre ont un diamètre d'environ 50 mm et un poids moyen de 360 grammes.

4. Les boules de Qi Gong gravées

Les Chinois sont renommés pour être les maîtres du symbolisme. Ils ont même créé des boules gravées représentant le phénix et le dragon – le phénix symbolisant la résurrection, le renouvellement et l'immortalité, et le dragon symbolisant la matière, l'esprit et tout ce qui est plus ou moins lié au monde ici-bas. Réunis ensemble, le phénix et le dragon deviennent donc le symbole de la polarité de la vie ; rappelons-le bien : le phénix signifie le Yin et le dragon le Yang.

Les boules gravées de ces symboles vous conduisent à former un tout avec deux notions opposées, vous incitent à rechercher les éléments qu'elles ont en commun en dépassant la limite des opposés. Pensez à cela en faisant tourner ces boules gravées dans vos mains et prenez conscience que ces exercices peuvent aller au-delà du simple entraînement physique ou énergétique et qu'ils concernent également la conscience.

Outre l'aspect symbolique pur, les boules gravées ont d'autant plus d'effet sensoriel que le relief de leur gravure renforce leur effet thérapeutique. De plus, ces boules ne glissent plus dans la main et peuvent être mieux tenues.

---

1. Se rapporter au livre « Pierres précieuses et signes du Zodiaque » de S. Sharamon et B.J. Baginski, Éditions ENTRELACS.

5. Les boules de Qi Gong magnétiques

Apparemment identiques aux boules traditionnelles, elles sont équipées de petits aimants disposés sur leur pourtour, qui, en rayonnant sur la peau, ajoutent leurs effets à ceux des boules, comme des recherches scientifiques ont pu clairement le prouver.

6. Les boules de Qi Gong en cloisonné

Ces boules sont un vrai plaisir pour les yeux, et, ce qui ne gâche rien, elles facilitent la méditation et stimulent l'imagination ; mais elles sont si belles qu'il semble dommage d'en faire un usage « normal ». Il existe à nouveau deux types de boules : la véritable boule en cloisonné, creuse, elle n'a ni son ni vibration, et la boule de Qi Gong classique, de taille moyenne, seulement ornée d'une surface en cloisonné, au son chaud et harmonieux, elle vibre légèrement. Sa surface est agréable parce qu'un peu rugueuse, donnant l'impression qu'elle ne glisse pas facilement des mains lors des exercices ; ce qui est son principal avantage par rapport aux autres boules standard qui donnent au premier abord une sensation de froideur intense et qui glissent trop facilement des mains.

Bien qu'il s'agisse plutôt d'objets d'art, les boules creuses cloisonnées sont malgré tout appropriées à leur fonction thérapeutiques. Elles peuvent servir de support à tous les exercices décrits, mais avec précaution car leur surface est très fragile. Manipulez-les donc avec moulte précaution !

7. Quelques boules de Qi Gong spéciales

1. La boule laquée

Des artistes ont parfois décoré ces boules, avant de les recouvrir d'une couche de vernis protecteur.

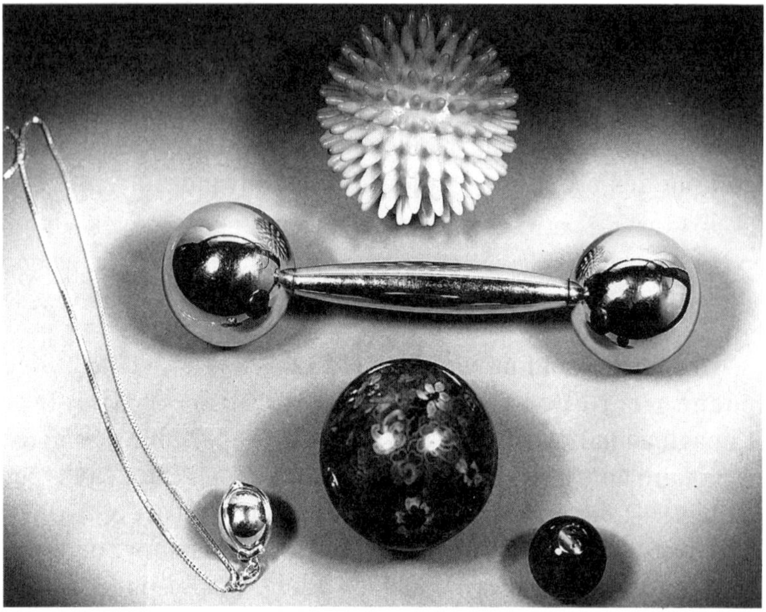

Fig. 28 : Différents types de boules

2. La boule qui change de couleurs

Sa surface est faite d'un mélange de couleurs changeant en permanence. Ces couleurs changeantes stimulent l'imagination et sont bénéfiques pour les yeux.

3. La boule noire

Sa couleur d'un agréable noir-velours donne à ces boules un charme mystérieux. Hélas, ces boules sont aussi fragiles que celles en cloisonné.

4. La boule « androgyne »

Ces boules sont dénommées ainsi parce qu'elles servent d'intermédiaire entre les boules sonores et les boules de Qi Gong. Elles ont un diamètre d'environ 30 mm et frappent par leur beauté acoustique : leur son est plus noble que celui des boules classiques, mais moins mélodieux que celui de la boule sonore.

5. La boule sonore

Les boules sonores ont pour seul objectif de flatter le plaisir acoustique de l'utilisateur. Elles sont peut encombrantes et d'un poids très léger. Chaque mouvement de cette boule crée un son doux et mélodieux ; beaucoup d'amateurs portent cette boule pendue à une chaîne autour du cou.

6. La boule Yin-Yang

Cette boule bénéficie non seulement d'une surface de toute beauté mais également d'un son agréable et doux qui se dégage dès qu'elle commence à tourner dans la main. Mais cela n'a rien de commun avec une boule de Qi Gong ! Car le seul effet produit est le son, et on ne peut s'en servir ni pour le massage ni pour la compression.

7. La boule à « crampons »

Cette boule est en matière synthétique ; elle est élastique et existe avec des diamètres de 70 à 100 mm. Les crampons ont une longueur de 10 mm environ ; ils sont de forme conique et permettent de stimuler fortement la peau, de la même manière qu'une thérapie des zones réflexes.

Son poids est de 85 grammes. Elle convient particulièrement bien au traitement des rhumatismes ou des séquelles d'une attaque apoplexique. Le massage de la plante des pieds est rendu spécialement efficace par cette boule souple. Mais attention ! Au début, le chatouillement est très fort ! Il faut d'abord s'y habituer.

Il suffit de la rouler entre les deux mains pour qu'elle ait un très bon effet de massage en profondeur.

Le choix des boules et des exercices

Comme je viens de vous l'expliquer, il existe quatre tailles de boules différentes :

– la boule pour enfants (40 mm/250 grammes la paire) ;
– la petite boule (45mm/330 grammes la paire) ;
– la boule moyenne (50mm/460 grammes la paire) ;
– la grosse boule (55mm/580 grammes la paire).

Bien évidemment, ces dimensions et ces poids ne sont qu'approximatifs et peuvent varier selon les fabricants.

Les boules, toujours vendues par paire, sont généralement emballées dans une magnifique petite boîte en brocart style design chinois dont l'intérieur est recouvert de velours.

Quelles boules choisir ? Dorées ou argentées ? La réponse est simple : les boules argentées sont davantage Yang que les boules dorées, davantage Yin. Mais sur un plan purement thérapeutique, aucune différence n'est sensible.

La deuxième question concerne la taille de la boule. Quelle est le diamètre idéal pour – un débutant, – une femme, – un homme, – un enfant ? Appliquez toujours cette règle aussi claire que simple : *Choisissez pour vous habituer une boule aussi petite et aussi légère que possible !* Quand vous commencerez les exercices, vous aurez tendance à vous crisper. Si cette crispation s'accompagne de surcroît d'un poids trop élevé, alors vous risquez bien de ressentir une impression négative pouvant occasionner des douleurs, des tensions ou des courbatures.

Pour les enfants, utilisez bien évidemment les boules qui leur sont particulièrement destinées. Les adolescents aussi ont intérêt à s'entraîner assez longtemps avec les boules les plus petites ; de même d'ailleurs que les adultes aux mains très petites. Les grosses boules sont réservées à quelques débutants aux mains particulièrement grandes.

Pour commencer les exercices, il ne s'agit nullement de faire tourner des boules aussi grosses que possible, mais de trouver d'abord une sensation de sécurité et d'aisance dans leur manipulation. D'où mon conseil à chaque débutant de commencer par les petites boules, indépendamment de la taille de sa main. Entraînez-vous avec ces boules jusqu'à ce que vos mouvements soient parfaitement coordonnés et que les boules tournent sans problème dans la paume des mains. N'y passez pas trop de temps au début, au contraire. Mieux vaut vous entraîner deux fois 10 minutes qu'une fois 20 minutes. Vous éviterez ainsi un certain nombre d'impressions désagréables risquant de vous détourner des boules de Qi Gong.

Une petite main douce aura sans doute plus de difficultés qu'une grosse main musclée, à la surface plus grande favorisant la rotation des boules avec un risque moindre de les faire tomber… Or, une fois acquise une certaine aisance dans la manipulation des boules, passez aux boules moyennes ou aux grosses boules qui donnent tout de même de meilleurs effets physiologiques et thérapeutiques. Vous augmenterez également ainsi votre habileté puisqu'il s'agit de dominer et de guider une masse de plus en plus importante. Dès que vous vous sentirez à l'aise avec deux boules moyennes et grosses, rajoutez en une troisième. Les Chinois arrivent à faire tourner cinq boules dans une main !

Souvenez-vous bien qu'il ne s'agit pas simplement d'un sport, mais que cette technique a des effets physiologiques bien définis visant aussi bien à entraîner votre système nerveux que votre circulation sanguine et vos muscles.

N'oubliez donc jamais le principe suivant :

Après vous être habitué aux petites boules, prenez des boules aussi grosses et aussi lourdes que possible. Mais commencez votre entraînement avec une boule aussi légère et aussi petite que nécessaire !

Nous allons maintenant aborder un aspect très important de ces exercices puisqu'il s'agit des aspects Yin et Yang. Le son émis par les boules représente le Yin et le Yang, et il y a généralement un équilibre entre les deux boules : l'une ayant un son Yin et l'autre un son Yang. Le son Yin est le plus grave que le son Yang. Plus la couleur de la boule est claire, plus elle est Yang et, inversement, plus elle est de couleur foncée, plus elle est Yin. Les boules lisses sont plus Yang que les boules ayant une surface peinte ou cloisonnée. En utilisant les deux boules à la fois – et cela est nécessaire pour faire tourner les boules dans votre main – vous ne pouvez donc pas modifier le rapport entre le Yin et le Yang dans votre corps. Celui-ci reste constamment le même. Cependant en choisissant la bonne technique, vous pouvez renforcer l'aspect Yin ou l'aspect Yang de votre corps. Vous pouvez donc décider précisément quel aspect de votre corps vous souhaitez voir renforcer – tout dépend, si vous êtes un être plutôt Yang ou un être plutôt Yin. L'être Yang doit renforcer son côté Yin, tandis qu'au contraire l'être Yin cherchera à renforcer son côté Yang. Mais ne sous-estimez jamais votre inconscient qui vous indiquera ce qu'il faut faire. Suivez donc votre intuition, tout en sachant quel type Yin/Yang vous êtes. Ayant déjà évoqué cette typologie dans le chapitre concernant les bases de la médecine traditionnelle chinoise, je donne ici une brève liste des éléments vous permettant de savoir rapidement si votre penchant va vers le Yin ou vers le Yang.

État	Yin	Yang
Votre poignée de main est ferme		X
Votre main est ferme (muscles)		X
Votre poignée de main est douce	X	
Votre main a un aspect doux	X	
Votre main est froide	X	
Votre main est chaude		X
Votre main est moite	X	
Votre langue est pâle, très humide, bleue	X	
Votre langue est rouge, chargée d'une couche jaunâtre		X
Votre voix est ferme		X
Votre voix est douce	X	
Vous aimez le mouvement		X
Vous aimez le repos	X	
Vous aimez le contact		X
Vous aimez la solitude	X	

Chaque réponse positive vous donne un point ; là où le total des points est le plus élevé, se situe votre constitution ou votre état momentané.

Vous savez maintenant si vous êtes de type Yang ou Yin. Supposons que vous soyez, par exemple, de type Yang. Il vous faut donc essayer de renforcer davantage votre Yin au cours des exercices. L'entraînement avec les boules de Qi Gong doit être une détente, un plaisir pour vous et non pas une obligation. Libérez-vous d'abord de cette pression avant de commencer l'entraînement.

Si en revanche vous êtes trop Yin, c'est-à-dire dépressif, triste, sauvage, et si vous avez l'impression d'avoir constamment froid, il faut que vous fassiez un bon exercice Yang. Yin c'est le repos et Yang l'activité. Le moment de la journée que vous choisissez pour faire vos exercices, est également Yin ou Yang. Il serait en effet pour le moins paradoxal de faire des exercices Yang le soir, alors que ce moment de la journée est lui-même dominé par Yin. Il est donc déconseillé aux personnes de type Yang de faire leurs exercices le soir, sauf s'il ont une forte capacité de lâcher-prise et sont capables de renforcer vraiment leur aspect Yin par les exercices.

Cependant, je vous rappelle que les boules elles-mêmes sont équilibrées. Il s'agit donc seulement de pratiquer des techniques pouvant renforcer le Yin ou le Yang suivant que l'un ou l'autre se trouve réellement hyper-développé chez vous.

1. La rotation rapide, forcée et concentrée des boules attire l'énergie Yang. La rotation lente et relaxante renforce le Yin.

2. Plus vous êtes crispé, plus vous activez le Yang. Plus vous êtes détendu, plus vous renforcez le Yin.

3. Par une rotation à gauche, dans le sens opposé à celui des aiguilles d'une montre, les boules tenues dans la main gauche vous apportent de l'énergie. Par une rotation à droite, dans le sens des aiguilles d'une montre, les boules toujours tenues dans la main gauche vous font perdre de l'énergie. Si vous tenez les boules dans la main droite, tout est inversé : le mouvement à droite renforce l'énergie et celui à gauche disperse l'énergie.

4. Plus la position de vos mains est haute, plus le Yang se trouve renforcé par les exercices. Plus la position des mains est basse, plus le Yin se trouve renforcé par les exercices. Votre point de repère est le diaphragme correspondant à une ligne neutre. Au-dessus se trouve le champ Yang et au-dessous le champ Yin.

5. Une rotation brève renforce le Yin parce que la boule est froide, et que le froid est Yin. Ainsi, vous retirez le Yang du corps, sous la forme de chaleur, ce qui a pour effet d'appauvrir la force du Yang et de renforcer celle du Yin.

6. Une longue rotation renforce le Yang parce que la boule se réchauffe. Or, la chaleur est Yang. Vous retirez ainsi le Yin du corps, sous la forme du froid, ce qui a pour effet d'amoindrir la force du Yin pour renforcer celle du Yang.

7. Plus le soleil est haut, plus le Yang est fort. Dès que le soleil décline, c'est-à-dire à partir de midi environ, le Yang va en s'affaiblissant. Le matin, vous avez donc plus de Yang en vous, alors que l'après-midi voit monter le Yin tandis que baisse le potentiel Yang.

8. Si vous faites les exercices le visage orienté vers le soleil, vous renforcez le Yang ; si vous préférez vous entraîner en tournant le dos au soleil, vous renforcez le Yin.

Pour terminer ce chapitre, je voudrais tenter d'apporter la réponse à une question qui m'a été posée mille fois : Combien de fois et combien de temps dois-je m'entraîner par jour ?

Ma réponse est simple : Vous ne *devez* jamais vous entraîner, mais vous *pouvez* le faire autant que vous voulez, sachant que la durée d'entraînement ne dépend que du plaisir que vous y prenez. Si toutefois vous souhaitez ressentir des effets thérapeutiques ou améliorer votre condition physique, un entraînement régulier me semble nécessaire.

La position de base et la respiration énergétique

Avant d'expliquer la pratique des boules de Qi Gong proprement dite, j'aimerais vous faire découvrir deux techniques fondamentales connues dans le Tai Chi Chuan, le Qi Gong ou le Hui Chun Gong, auxquelles je me réfère dans la description des exercices.

L'explication de la position de base

Tenez vous debout, pieds parallèles posés à même le sol et écartés d'une largeur d'épaules.

Les genoux sont légèrement fléchis et légèrement tournés vers l'intérieur sans que cela risque toutefois de vous faire ressentir une tension quelconque ni dans l'articulation du genou ni dans les muscles. La position des genoux et des jambes doit être complètement détendue.

Redressez le buste. Imaginez qu'une ficelle, attachée à votre coccyx, tire celui-ci vers le bas, pendant qu'une autre ficelle tire votre tête vers le haut. Votre corps se retrouve ainsi comme étiré en même temps vers le haut et vers le bas. Attention ! Ne forcez pas exagérément ! Votre position doit être détendue et agréable.

Le menton retombe vers la poitrine tandis que la tête est tirée vers le haut.

Le bassin bascule en arrière.

Les épaules sont légèrement courbées en avant pour que la ceinture scapulaire forme un arrondi. Il est très important de veiller à ce que cette ceinture reste toujours souple.

Les bras détendus tombent le long du corps, les avant-bras légèrement inclinés en avant.

Les paumes de mains sont tournées vers l'arrière.

Les aisselles dégagées comme pour pouvoir y glisser une balle de golf.

La bouche est légèrement fermée et les lèvres se touchent sans pression.

La langue est placée derrière les incisives du haut.

Les yeux sont légèrement fermés regardant droit devant vous, à l'infini ; le regard devant rejoindre le sol à une distance d'environ 10 mètres.

Détail important ! La volonté n'a rien à voir avec cette position de base. Même si cette position ne vous paraît peut-être pas très agréable ou à peine naturelle au début, parvenez à la maîtriser pour l'adopter ensuite spontanément, car chaque crispation déclenche exactement l'effet contraire de ce qui est souhaité par cette posture de base, à savoir la libre circulation du Qi.

L'esprit doit être libre. Les pensées fusant et disparaissant non pas au gré de votre volonté, mais selon leur propre volonté. Intérieurement, vous êtes détaché de cela. Vous vous sentez agréablement détendu, vidé, plus rien ne vous touche…

Vous respirez vers le point Dantien. Le souffle circule librement sans être canalisé par la volonté. Respirez par le nez.

Attention !

Entraînez-vous d'abord à prendre cette position de base jusqu'à la retrouver naturellement. La respiration énergétique libère une énergie qui a besoin, pour circuler, de canaux énergétiques préparés et libérés grâce à cette position de base. Si vous ne respectez pas chacun de ces éléments, il subsiste un risque de retenue pouvant vous être nocif.

La respiration énergétique

Vous inspirez par le nez.

En même temps, redressez votre corps comme s'il était tiré vers le haut. La langue étant placée derrière les incisives du haut.

Au moment de l'expiration, vous vous repliez légèrement sur vous-même, de façon presque imperceptible, en plaçant la langue derrière les incisives du bas.

Après quoi, accordez-vous une courte pause.

Inspirez de nouveau, redressez-vous et placez la langue derrière les incisives du haut.

Faites encore une petite pause.

Répétez cet exercice trois fois.

Le Qi Gong

Dans cet ouvrage, j'ai beaucoup parlé du Qi et je crois qu'il n'est plus guère nécessaire de redéfinir ce terme.

Cependant, les exercices avec des boules, associés aux mouvements de Qi Gong, en renforcent sensiblement les effets. Sans vouloir écrire un livre sur le Qi Gong, je vais malgré tout essayer de vous donner un bref aperçu de cette technique appelée Qi Gong.

Le Qi Gong fait partie de la médecine traditionnelle chinoise au même titre que l'acupuncture, les moxas, le massage et l'application des herbes médicinales. On l'appelle souvent le Yoga asiatique parce qu'il présente de nombreuses similitudes avec le Yoga d'origine indienne.

Les effets du Qi Gong[1]

Le Qi Gong améliore le Qi du corps. Il harmonise et coordonne la respiration, le mouvement et l'activité mentale ; il a une action prophylactique contre les maladies et peut également en guérir certaines. Il améliore la constitution générale, agit contre le vieillissement précoce, renforce les résistances naturelles du corps et accroît ainsi les résultats thérapeutiques des acupuncteurs et des masseurs. Il soutient les thérapies médicales indispensables pour éviter complications et rechutes en cas de maladies graves et chroniques. Le Qi Gong harmonise le Yin (la structure) et le Yang (l'énergie). Il nettoie les canaux énergétiques, notamment les méridiens pour faciliter le passage du Qi. Il active l'irrigation sanguine et les fonctions organiques.

1. Lire l'ouvrage « Qi Gong, le vol de la Grue », paru aux Éditions Entrelacs.

Sur un plan organique pur d'ailleurs, le Qi peut aussi améliorer la respiration, la digestion, le système cardiaque, la mémoire, la concentration et la créativité. Il stimule les fonctions du système nerveux central, harmonise le métabolisme cérébral, l'utilisation de l'oxygène, l'activité cérébrale en général, et active la salivation.

Ces résultats ont pu être contrôlés, entre autres, parmi les personnes âgées pratiquant le Qi Gong : selon les travaux du chercheur chinois Jiao Guorui, 93 % de ces personnes avaient une ouïe encore parfaitement normale et 92 % d'entre elles bénéficiaient d'une mémoire extraordinaire.

Réactions normales après l'activation du Qi

L'activation du Qi, que ce soit par le Qi Gong ou par d'autres techniques, peut provoquer les réactions suivantes, certaines pouvant également se manifester pendant des exercices avec les boules de Qi Gong : sensation de chaleur, impression d'être en mouvement, sensation de froideur, picotements, impression de tension, brûlures, tressaillement musculaire, sensation d'avoir un corps étranger sur la peau, démangeaisons, transpiration, augmentation de la salivation, meilleure acuité visuelle, meilleur sommeil, harmonie intérieure, détente intérieure, meilleur appétit, éructation, flatulence…

Réactions anormales après l'activation du Qi

L'activation du Qi par le Qi Gong ou toute autre technique peut provoquer les réactions suivantes, dont certaines peuvent également se reproduire en cours d'exercice avec les boules de Qi Gong : sensation de pression dans la poitrine, ou de pression dans la partie supérieure du ventre, impression d'une lourdeur corporelle générale, nausée, vertiges, maux de tête, respiration difficile, bouche sèche, battements de cœur irréguliers ou accélération du rythme cardiaque, insomnie, paresse…

La Pratique

Exercice de base

Cet exercice simple consiste à faire tourner les boules dans votre main, d'abord dans le sens des aiguilles d'une montre, ensuite dans le sens opposé. Si, au début, cet exercice peut vous sembler un peu difficile, ne vous laissez pas décourager pour autant. Même s'il vous arrive de faire tomber les boules ! Faites seulement attention que les boules ne tombent pas sur des objets durs car leur surface est très fragile et les éraflures pourraient empêcher les deux boules de bien glisser l'une contre l'autre.

Il est cependant tout à fait normal que vous manquiez de dextérité (soit des doigts, soit même des mains) pour faire tourner les boules correctement. Entraînez-vous lorsque vous serez bien détendu, presque le sourire aux lèvres, et vous vous apercevrez rapidement que les boules tournent sans difficulté dans votre main. Le corps devra d'abord s'habituer à cette activité inhabituelle pour que le cerveau émette les bonnes impulsions à la main et dirige les bons muscles au bon moment, avec un parfait dosage des forces. La synchronisation entre le cerveau, les muscles du bras et ceux de la main ne peut être optimale au début, mais au fur et à mesure, la main deviendra plus habile et l'exercice s'effectuera plus facilement. Vous comprenez ainsi les difficultés de coordination subtiles entre les organes de commande situés dans le cerveau et les périphériques que sont les muscles. Plus vous vous exercerez et plus vos impulsions cérébrales se transformeront en impulsions nerveuses, facilitant la coordination de vos muscles. Au début, c'est la volonté qui prime, provoquant la crispation jusqu'à ce qu'elle se substitue à une certaine sérénité, à une certaine confiance en soi.

Vous serez étonné de constater à quel point votre corps réagit positivement à ce genre d'entraînement et combien votre adresse augmente de jour en jour. Cependant, il est important de bien suivre toutes les indications, comme le recommande Samuel Hahnemann, le fondateur de l'homéopathie : « Tu peux tout imiter, à condition d'imiter correctement… » Vous serez bientôt apte à faire tourner les boules dans toutes les positions possibles – et impossibles – des bras. Votre imagination n'ayant pas de limites, vous éprouverez de plus en plus de plaisir à faire ces exercices. Vous serez content en constatant l'augmentation de votre adresse et vous aurez ce sentiment salutaire d'accroître votre propre valeur. Vous réapprendrez à accepter des défis et à y faire face. Vous réaliserez qu'il vous est toujours possible d'améliorer vos performances. Cette confirmation de soi renforcera votre confiance en vous et bientôt, vous ne pourrez plus vous passer des boules…

Mais il ne faut pas en devenir esclave ! Ne vous imposez pas, par exemple, 20 minutes d'exercices trois fois par jour. Faites plutôt des exercices quand vous en aurez envie, à tout moment de la journée et pendant le temps que vous souhaitez. Et si vous n'avez nulle envie de vous intéresser aux boules pendant une journée entière, cela ne sera pas très important… Vous pouvez tourner les boules très longtemps si vous voulez, parce qu'un excès ne peut pas vous faire de mal. Mais sachez vous arrêter dès que vous ressentez une fatigue quelconque ou des douleurs. Et n'oubliez jamais cette phrase de Pasteur : « Qu'est-ce qui différencie un poison de ce qui ne l'est pas ? C'est seulement une question de dosage qui détermine s'il s'agit d'un poison ou d'un remède. »

On me demande souvent à quel âge il faut cesser ces exercices. Il n'y a pas de limite d'âge et, pour vous le prouver, je vous cite une lettre reçue d'une de mes patientes : « J'ai commencé les exercices avec les boules de Qi Gong en octobre 1990. Depuis, non seulement j'ai pu améliorer mon état général, mais j'ai également réussi à soigner des douleurs au bras droit suite à une double fracture. J'aurai bientôt 82 ans. Les boules m'ont permis d'assouplir mes articulations, ce qui me donne le courage de faire des exercices tous les jours. Même mes maux de genoux ont diminué. Je ne peux que conseiller l'utilisation des boules. »

Dès que vous serez capable de faire tourner correctement deux boules dans vos mains, vous pourrez faire l'exercice suivant, un peu plus compliqué. Je vous conseille de commencer par des boules de petite taille et de prendre seulement le plus grand modèle quand vous aurez bien assimilé cet exercice. Vous pouvez même prendre trois ou quatre boules dans une main si vous vous en sentez capable. Plus les boules sont lourdes, plus elles requièrent d'adresse et de force et plus les effets sont importants aussi. Certes, plus les boules sont lourdes, plus la pression et la compression s'accentuent et, par conséquent, l'effet de massage, la stimulation de la circulation sanguine et du système nerveux central augmentent. Ces principes généraux sont valables pour tous les exercices décrits ci-dessous.

1. L'exercice de base

Le déroulement de cet exercice est représenté dans les figures 29 à 34. Placez les deux boules dans la main droite de telle façon que l'une des deux boules se trouve dans le creux de la main et l'autre juste devant le majeur, soutenue sur les côtés par l'index et l'annulaire. Le majeur doit donc être placé un peu plus bas que l'index, l'annulaire et l'auriculaire, afin d'éviter que la boule ne roule vers la gauche ou la droite ou vous glisse carrément de la main. Baissez maintenant légèrement l'annulaire et l'auriculaire en montant en même temps le majeur et l'index. La boule roule donc, dans la main droite, vers la gauche. Poussez ensuite la boule avec l'auriculaire en direction du poignet, ce qui fait rouler la boule se trouvant à côté de l'éminence thénar vers le pouce. Poussez ensuite avec l'auriculaire l'une des boules en arrière et l'autre avec le pouce en direction de l'auriculaire. Et recommencez ainsi de suite... De fait, les deux boules se mettent à tourner. Vous pouvez même former un angle droit entre l'index, le majeur et l'annulaire et la paume de la main, ce qui fait rouler les boules le long des autres doigts vers l'auriculaire, à condition de toujours les pousser avec le pouce dans cette direction. Plus vous manipulerez vite vos doigts, plus la rotation des boules sera rapide.

Cet exercice consiste donc à faire tourner les boules dans le sens opposé à celui des aiguilles d'une montre.

Essayez maintenant de faire tourner les boules *dans le sens des aiguilles d'une montre*, toujours dans la main droite. La position de départ des boules est identique à celle décrite ci-dessus : une boule repose dans la paume de la main et l'autre se place à la racine du majeur et de l'annuaire, où elle est tenue par l'auriculaire et l'index. Remontez ensuite le majeur et l'annulaire en descendant en même temps l'index et en poussant la première boule avec le majeur et l'index en direction du pouce. Dès que la boule touche le pouce, baissez légèrement l'auriculaire, l'annulaire et l'index. Par ce geste, la deuxième boule doit rouler de la paume de la main en direction de l'annulaire. En même temps, le pouce dirige la première boule vers le poignet tandis que l'autre boule se trouve orientée vers l'auriculaire, l'annulaire et le majeur en direction du pouce. Faites ce mouvement de plus en plus rapidement et vous constaterez que vous faites bien tourner les boules.

Si cela ne marche pas du premier coup, recommencez autant de fois qu'il le faudra. C'est la voie la plus sûre vers le succès. Essayez jusqu'à ce que les boules soient bien chaudes et qu'elles vous rendent cette chaleur sous forme d'énergie cinétique transformée.

Faites tourner les deux boules sans les laisser frotter. Cette technique requiert une dextérité incontestable. Il faut commencer cet exercice comme cela a été décrit, puis faire évoluer les boules à une certaine distance le long du bord radial de la main, grâce à une impulsion plus vive des doigts et à une vitesse plus grande. Cet exercice nécessite une plus grande concentration et une plus grande dextérité des doigts, pour le rendre encore plus efficace que les autres.

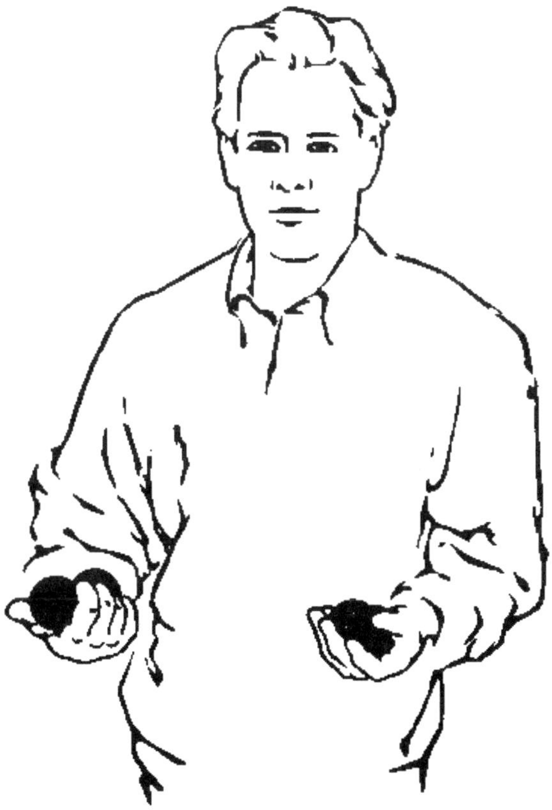

Fig. 29 Exercice de base – la position des bras

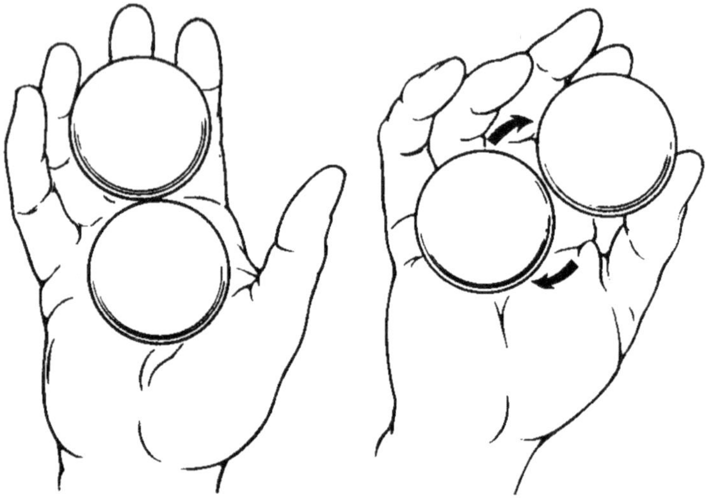

Fig. 30 et 31 Exercice de base –
la rotation dans la main droite dans le sens des aiguilles d'une montre

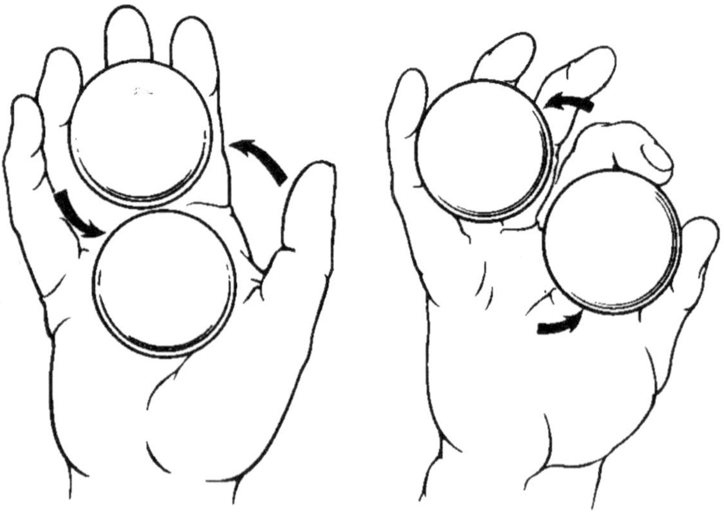

Fig. 32 à 33 : Exercice de base – la rotation dans la main droite dans le sens opposé aux aiguilles d'une montre

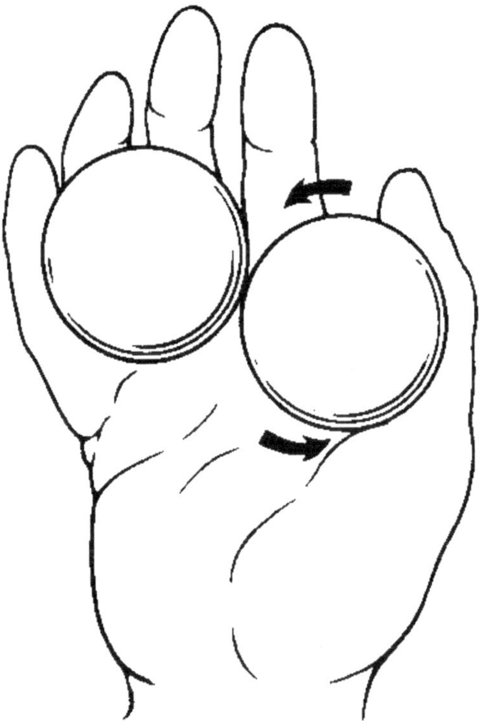

Fig. 34

Avez-vous remarqué qu'un des sens de rotation vous convenait mieux qu'un autre ? Peut-être avez-vous également observé que vous préfériez manipuler les boules avec telle ou telle main ? Analysez ces détails pour faire tourner les boules consciemment. Au fur et à mesure de votre entraînement, vous allez développer votre propre méthode pour les faire tourner, et cela ne peut être que positif. Ne vous accrochez donc pas aveuglément aux indications données dans les livres, mais faites plutôt vos propres expériences. L'entraînement avec les boules de Qi Gong est non seulement un entraînement des muscles, mais également un entraînement à la créativité…

Obligez-vous si possible à respirer régulièrement lors de ces exercices. Pendant cinq battements de cœur, il ne faut faire qu'une seule inspiration et expiration, car ce rythme correspond à celui de la détente normale et au calme. Faites des respirations profondes, de préférence abdominales. Les exercices avec ces boules peuvent aussi bien être faits à l'extérieur, lors d'une promenade.

N'oubliez jamais de vous détendre, et de ne plus exercer votre volonté. Faites tourner les boules pendant dix minutes au moins pour bien les réchauffer ; ainsi ajoutez-vous à l'impact du massage, celui de la chaleur.

2. Les exercices à trois boules

Ces exercices peuvent être faits avec trois petites boules ou avec deux boules moyennes et une petite.

Prenez les trois boules dans votre main – voir les figures 35 et 36 – et manipulez-les à peu près comme dans l'exercice utilisant deux boules seulement. Il est très important d'abaisser l'annulaire, le majeur et l'index au maximum pour que le pouce et l'auriculaire puissent faire tourner les boules. Cela signifie qu'il faut pousser les boules une fois avec le pouce, en direction de l'auriculaire ; ou inversement, c'est-à-dire pousser la boule toujours vers l'éminence thénar. En même temps, les deux autres boules sont guidées par l'auriculaire en direction du pouce. Cet exercice est particulièrement intéressant s'il est fait à l'aide de deux petites boules et d'une grosse – encore faut-il que la taille de la main s'y prête –, car cela augmente sensiblement la difficulté de l'exercice et aussi ses effets.

3. Les exercices à quatre boules

Ces exercices peuvent être faits avec quatre petites boules ou, éventuellement, avec trois petites boules et une moyenne.

Prenez les quatre boules dans la main et poussez-les avec le pouce, en direction de l'auriculaire. Parallèlement, l'annulaire,

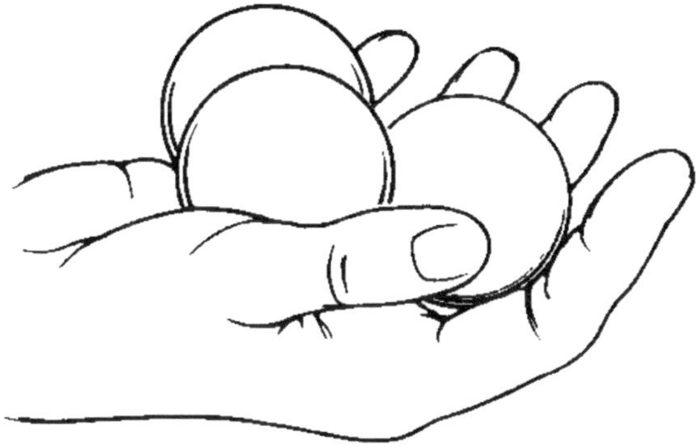

Fig. 35 : Exercice avec trois boules

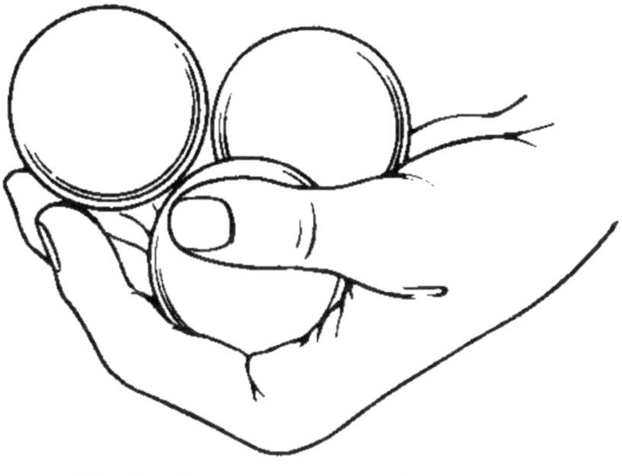

Fig. 36 : Exercice avec trois boules

le majeur et l'index se chargent de diriger les boules tandis que l'auriculaire réceptionne la boule et la guide en direction du poignet. Ainsi s'établit, avec un peu d'entraînement, une coordination harmonieuse entre l'annulaire, le majeur et l'index, ainsi qu'entre le pouce et l'auriculaire, dont dépend le succès de cet exercice. Évidemment, vous ferez tourner les quatre boules dans le sens des aiguilles d'une montre et en sens opposé. Cet exercice requiert une capacité de coordination, de concentration et une force musculaire beaucoup plus importantes que les exercices précédents ne comportant que deux ou trois boules.

Ces exercices doivent vous permettre d'améliorer votre concentration, l'irrigation sanguine de votre corps et la coordination de vos mouvements ; ils activent la structure nerveuse de la musculation des bras et des mains et renforcent le fonctionnement du système nerveux central parce que ces mouvements contraignent à davantage de manipulation centrale que les autres exercices. Le poids plus élevé des quatre boules intensifie l'effet de massage, l'entraînement isométrique améliore l'effet de compression et donc l'irrigation sanguine du corps ; ce qui est, incontestablement bénéfique pour les muscles.

D'ailleurs, les Chinois arrivent à utiliser cinq boules en même temps – quatre dans la main et une au-dessus des autres. Essayez vous-même et vous verrez que ce n'est pas vraiment facile...

4. Les exercices faits avec les pieds

Cet exercice doit être pratiqué de préférence sur un tapis de caoutchouc puisqu'il s'agit de faire rouler la boule en avant, en arrière et en cercle sous les pieds nus pour masser ainsi les plantes de pieds. Ce mouvement doit être effectué sous chaque pied en même temps, avec une boule par pied, ce qui demande une habileté particulière que vous pouvez acquérir en vous entraînant d'abord avec une seule boule sous un seul pied.

Cet exercice peut être fait avec toutes les tailles de boules pour augmenter la sensibilité des pieds, améliorer la circulation sanguine dans les pieds et dans les jambes, renforcer la concentration et la structure nerveuse des muscles des jambes et des pieds. Cet exercice est censé améliorer les mouvements moteurs et la coordination des mouvements des jambes, et en même temps, il renforce le sens de l'équilibre. Il est en outre possible de coordonner ces mouvements avec les exercices des mains (cf. fig. 37).

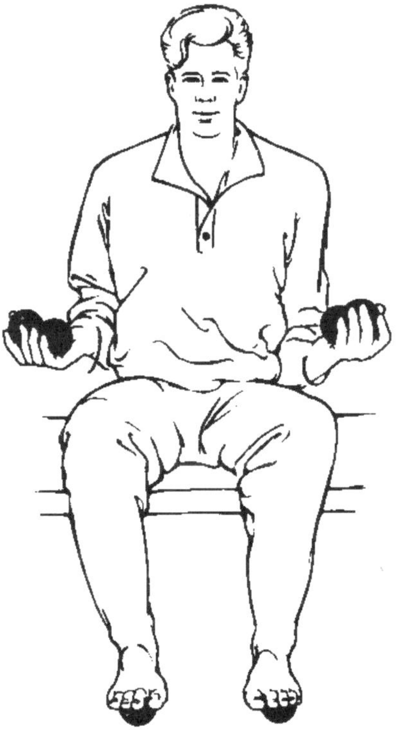

Fig. 37 : Mouvements des pieds combinés avec des exercices des mains

5. Pousser une boule avec le pied

Posez les deux boules sur le sol et essayez de les pousser, avec les pieds, dans une direction précise, en poussant toujours une seule boule à la fois. Vous pouvez également essayer de toucher une boule avec l'autre. C'est un excellent exercice pour augmenter votre dextérité – mais attention à vos voisins du dessous qui ne sont pas forcément des adeptes des boules de Qi Gong !

6. Pousser deux boules avec le pied

Au cours de cet exercice, vous devez pousser les deux boules, alternativement avec votre pied gauche et avec votre pied droit. Cela ressemble de loin au jeu de football lorsque le joueur fait avancer le ballon à travers le terrain. Je vous conseille de ne donner que de petites impulsions aux boules pour ménager les boules – et les meubles. Cet exercice donne d'excellents résultats en cas de rhumatismes des jambes, de problèmes de circulation sanguine ou de difficultés de la coordination motrice, car il renforce les muscles des jambes.

7. Bains de pieds et boules

Posez une boule au fond de la cuvette destinée au bain de pieds et roulez-la sous vos pieds dans tous les sens. Cet exercice permet de réchauffer parfaitement les plantes de pieds qui sont posés sur la boule et non pas sur le fond de la cuvette.

Cette technique permet un bon traitement thérapeutique des zones réflexes des pieds et augmente en même temps sensiblement les effets du bain de pieds. Mais attention ! Il faut bien essuyer les boules après cet exercice et surtout ne pas les utiliser si vous prenez un bain avec des sels. Les sels sont trop agressifs pour la surface des boules.

8. Exercices de boules à deux

L'un des deux partenaires doit rouler une boule sur le corps de l'autre. Les parties du corps qui s'y prêtent le mieux sont la partie dorsale pour faire disparaître les crispations et la ceinture scapulaire où les muscles se raidissent souvent. Pendant tous ces exercices, il ne faut pas pousser la boule, mais plutôt la faire rouler sous la main. À deux doigts à gauche et à droite de la colonne vertébrale passe le méridien de la vessie, dont la circulation de Qi se trouve nettement accrue par ce simple exercice.

Une meilleure circulation du Qi se fait sentir par l'apparition d'une certaine chaleur, et le malade ressent la force de se redresser. Cet exercice est donc tout particulièrement recommandé en cas de douleurs dorsales.

La même technique peut être appliquée en cas de crispation musculaire dans la région des épaules et de la nuque. Il suffit pour cela de rouler la boule des vertèbres cervicales vers les articulations des épaules sans oublier de la faire passer par le pourtour du crâne. En cas de douleurs au niveau des vertèbres cervicales, je conseille de masser tout le méridien de la vessie, du dos aux fesses pour ramener ainsi l'énergie aux vertèbres concernées.

9. Exercices pour mieux saisir la boule

Ces exercices sont essentiellement réalisés avec de grosses boules. Prenez une boule dans la main droite et une autre dans

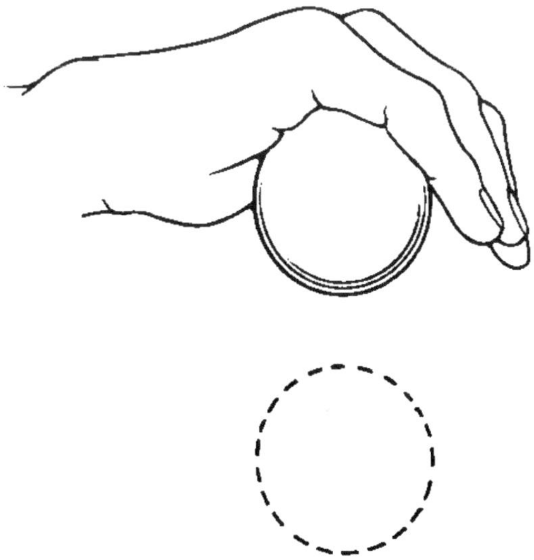

Fig. 38 : Exercice pour saisir la boule

la main gauche. Les paumes de mains étant tournées vers le sol en tenant les boules par en haut. Autrement dit, si vous ouvrez immédiatement votre main, la boule tombe par terre (cf. la figure 38). Tel est exactement l'effet souhaité ! Vous devez ouvrir la main, faire tomber la boule pour la rattraper aussitôt dans sa chute libre. Commencez par vous entraîner avec une boule, changez ensuite de main. Dès que vous aurez acquis une certaine adresse, exercez-vous avec une boule dans chaque main – en même temps.

10. Les boules de Qi Gong et les exercices de Tai Chi/Qi Gong

Les boules de Qi Gong s'intègrent à merveille dans les exercices de Tai Chi Chuan ou de Qi Gong. Sans pouvoir parler en détail dans ce livre de ces innombrables possibilités, je vous indique un exercice qui s'adresse à tous ceux qui n'ont aucune connaissance de ces techniques chinoises. Il s'agit par là même, d'une technique fondamentale que je vous conseille vivement de pratiquer avant tout exercice, parce qu'elle ouvre le courant énergétique central. À la fin d'un exercice, en effet, il s'agit d'ouvrir davantage ou de refermer ce courant, ce qui engendre une forte concentration de l'énergie libérée par les boules dans le point Dantien situé en-dessous du nombril (cf.fig. 39).

Prenez la position de base.[1]

Respiration énergétique.[1]

Inspiration détendue sans intervention de la volonté jusqu'au Dantien situé à deux doigts sous le nombril. Les mains sont posées sur le Dantien : pour l'homme, la main gauche se trouve sur ce point précis et la main droite dessus ; pour la femme, c'est l'inverse. Inspirez ensuite jusqu'au point Huiyin situé entre les jambes juste avant l'anus.

---

1. NdT : La description détaillée de cette position et de cette respiration se trouve dans le chapitre « La position de base et la respiration énergétique ».

Expiration

Inspiration au point rein 1 situé sous la plante de pieds.

Expiration au point Mingmen situé entre la 2e et 3e vertèbre lombaire.

Inspiration au point Dazhui, la 7e vertèbre cervicale.

Expiration au point Laogong situé dans la paume de main.

Au moment de l'inspiration, montez les boules du point Dantien jusqu'au 17VC (NdT. : Shanzhong = Milieu de la poitrine) en faisant tourner les boules dans la main.

Revenez à votre position initiale au moment de l'expiration.

Répétez cet exercice : soulevez les boules lors de l'inspiration et descendez-les jusqu'au Dantien lors de l'expiration.

Faites cet exercice une troisième fois : soulevez les boules jusqu'au point 17VC – Shanzhong, mais, cette fois, ouvrez les bras au niveau de ce point.

Les bras ainsi ouverts redescendent lentement pour revenir à la position de départ Dantien.

Répétez cet exercice trois fois.

Reprenez la position initiale, soulevez les boules jusqu'au point 17VC, ouvrez les bras sur les côtés et déplacez le poids de votre corps sur la jambe droite.

Glissez la jambe gauche tendue en arrière.

Ramenez cette jambe dans sa position initiale et reprenez votre position de base.

Répétez ce mouvement avec la jambe droite en appuyant votre corps sur la jambe gauche. Faites ces deux mouvements trois fois.

Pour terminer, revenez à la position initiale en posant les mains sur le Dantien : pour l'homme, la main gauche se trouve sur ce point et la main droite au-dessus ; pour la femme, c'est

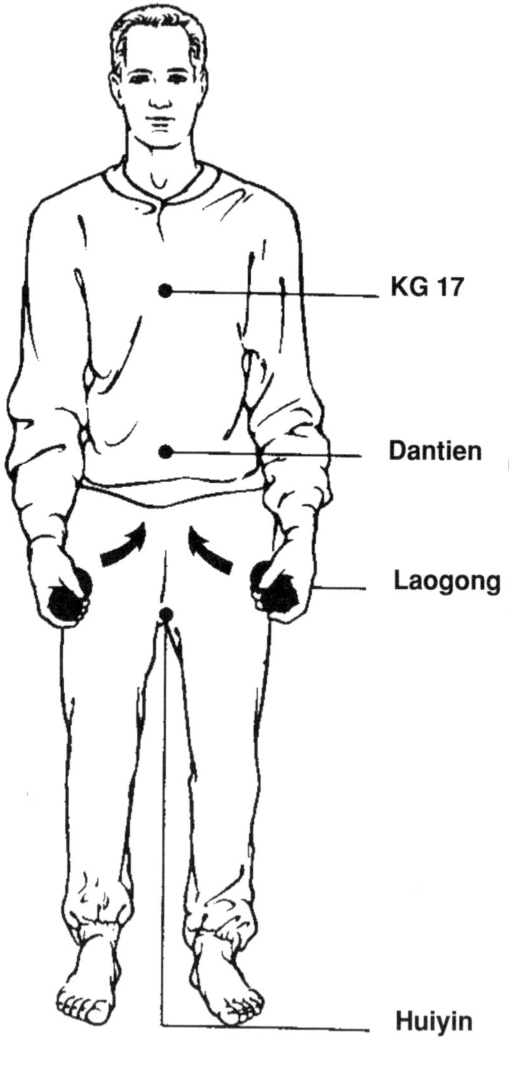

Fig. 39 : Les boules de Qi Gong et les exercices de Tai Chi/Qi Gong

l'inverse. Orientez mentalement votre inspiration vers le point Dantien.

Suit maintenant le mouvement d'ouverture et de fermeture.

Posez les boules.

Tapez légèrement sur l'articulation de l'épaule gauche avec votre main droite, au niveau du dessous de la clavicule.

Faites le mouvement à l'identique avec votre main gauche sur le côté droit.

Ensuite, la main droite se met à frapper doucement le centre du sternum, la partie supérieure du ventre et la région des reins.

Les deux mains frappent la jambe droite et ensuite la jambe gauche en descendant vers le pied.

La main droite « tapote » les muscles de l'épaule gauche.

La main gauche « tapote » les muscles de l'épaule droite.

Les deux mains tapent ensuite doucement sur la peau du crâne.

Frottez les paumes des mains l'une contre l'autre et caressez ensuite votre visage.

Ainsi se termine ce dernier exercice.

Tous ces exercices ont pour objectif de vous faire prendre conscience de votre corps. Combien de personnes sont-elles vraiment conscientes de leur respiration ? Du fait que l'inspiration élargit leur cage thoracique ? Souvent, elles prennent enfin conscience de ce phénomène en cas de dysfonctionnement, comme par exemple en cas d'asthme, quand la respiration se bloque.

L'un de mes patients m'a décrit sa propre expérience dans les termes suivants : « Cette recherche par les boules est comparable à un regard porté vers l'intérieur. On prend conscience de son corps. Les exercices avec les boules ont été pour moi beaucoup plus qu'un entraînement musculaire ou une gymnastique de la main, ils m'ont sensibilisé aux réactions de mon corps tout entier. Et cela m'inspire et me donne de nouvelles idées créatives. »

Les exercices suivants se pratiquent avec les six sons sacrés, dont les effets sont renforcés par les mouvements du Qi Gong.

La Pratique des six Sons Sacrés [1]

1. Le son du foie

Position de base.

Respiration énergétique.

Mouvement d'ouverture et de fermeture.

Levez lentement les bras devant vous en prononçant à voix basse le son du foie « chu ».

Croisez les bras au niveau du point 17VC situé au milieu du sternum en tournant les paumes de mains vers le sol.

Fixez vos pensées sur le point Dantien pendant l'inspiration.

Accordez-vous quelques secondes de pause.

Baissez les bras jusqu'au point Dantien, puis formez un cercle devant ce point avec l'index et le pouce ; expirez en même temps et concentrez-vous sur le mot « détente ». Autrement dit, vous repoussez loin de vous vos tensions au moment de l'expiration.

Encore quelques secondes de pause.

Inspirez et prononcez le son « chu ».

Position de base.

---

1. L'auteur a publié un livre remarquable (accompagné d'une cassette audio) sur la technique taoiste des six sons sacrés. Ces sons sont liés aux cinq éléments de l'enseignement chinois et les organes du corps :

Le son CHU correspond à bois/foie, le son HO à feu/cœur, le son HOU à terre/rate, le son CHOE à métal/poumons, le son TCHOUI à eau/reins et, enfin, le son CHI au triple réchauffeur.

Pour plus de détails, lisez (et écoutez) Hans Höting, Les six sons sacrés, Ed. Bauer.

2. Le son du cœur.

Position de base.

Joignez les mains au-dessus de votre tête, puis expirez en prononçant le son du cœur « ho ».

Quelques secondes de pause pour mieux vous concentrer sur le point Dantien.

Inspirez pendant cette pause.

Rabaissez les bras jusqu'au point Dantien et rassemblez vos mains jusqu'à ce qu'elles se touchent devant ce point. Prenez quelques secondes de pause.

Expirez et prononcez le son du cœur.

Inspirez.

Position de base.

3. Le son de la rate

Position de base.

En expirant, faites « cliqueter » sept fois les boules devant le point Dantien en prononçant le son de la rate « hou ».

Inspirez.

Prenez quelques instants de pause – les mains posées sur le point Dantien. Pendant cette pause, frottez votre langue contre le palais, ce qui provoque une forte salivation. Avalez lentement votre salive en expirant.

Inspirez en gonflant le ventre.

Pause – expirez en prononçant le son de la rate « hou ».

Reprenez la position de base.

4. Le son des poumons

Position de base.

Levez les mains à hauteur du front de telle sorte qu'elles puissent le toucher. Prononcez en même temps le son des poumons « choe » et puis : expirez.

Faites quelques secondes de pause.

Inspirez en laissant redescendre les mains jusqu'au point 17VC situé au milieu de la poitrine.

Expirez et prononcez le son des poumons « choe ».

Inspirez pendant que vous êtes dans cette position et concentrez-vous sur le point Dantien.

Faites une pause et expirez en prononçant le son « choe ».

Position de base.

5. Le son des reins

Position de base.

Partez de cette position pour arriver à la position accroupie en prononçant à haute voix le son des reins « tchoui ». Les mains sont placées sur les genoux.

Inspiration – suivie de quelques secondes de pause.

Expirez en poussant la taille vers l'extérieur.

Inspirez en faisant reprendre à la taille sa place initiale. Faites cette respiration trois fois de suite.

Inspirez.

Faites quelques secondes de pause. Profitez-en pour fixer vos pensées sur le point Dantien.

Expirez. Redressez-vous en prononçant le son des reins « tchoui ».

Position de base.

6. Le triple réchauffeur

Position de base.

Prenez un point Dantien et expirez.

Faites quelques secondes de pause ; puis inspirez.

Expirez et prononcez le son du triple réchaffeur « chi ». En même temps, écartez les coudes légèrement vers chaque côté.

Faites quelques secondes de pause ; profitez-en pour penser au point Dantien.

Inspirez – expirez en ramenant les coudes.

Reprenez la position de base.

Mouvement d'ouverture et de fermeture.

La respiration énergétique ne se fait donc qu'au début.

Quelques exercices pour améliorer la vue

a) Posez deux boules sur un support à hauteur des yeux ; une boule derrière l'autre, la deuxième légèrement déplacée par rapport à la première. Regardez ces boules en commençant par les regarder d'un œil, l'autre restant fermé. Ensuite, changez d'œil. Pour terminer, regardez les deux boules en même temps, et des deux yeux. Je vous conseille de faire cet exercice dans une ambiance détendue, au son d'une musique favorisant la méditation. Cet exercice doit renforcer vos capacités visuelles.

b) Refaites le même exercice, mais dans une pièce obscure, après avoir installé une source de lumière derrière les deux boules (utilisez une courte bougie par exemple) : il est important que la source lumineuse ne se situe pas au-dessus des boules. Cette technique renforce également l'œil et l'acuité visuelle.

c) Exposez votre visage face au soleil et fermez les yeux ; posez une boule successivement sur chaque orbite, puis sur les deux orbites à la fois ; enlevez-les puis remettez-les. Pour terminer, répétez cet exercice avec une seule boule de telle sorte qu'un œil soit toujours fermé grâce à cette boule. Il faut savoir que les rayons solaires peuvent pénétrer à travers les boules et que vous pouvez ressentir l'effet de la lumière ou de l'obscurité. Fredonnez en même temps une mélodie de votre choix. Grâce à cet exercice, vous activerez le cerveau droit et vous stimulerez votre adaptation visuelle à la lumière. Attention : ne regardez jamais le soleil les yeux grands ouverts !

d) Posez deux boules sur un support à hauteur des yeux : une boule derrière l'autre ; la deuxième étant légèrement déplacée en arrière. Orientez d'abord votre regard sur la première boule qui se trouve à environ 20 cm de vos yeux, et ensuite regardez la deuxième se trouvant à environ 50 cm des yeux. Entraînez-vous maintenant à voir alternativement l'une ou l'autre des boules en faisant aller et venir en permanence votre regard entre la première et la deuxième boule avec retour à la première à chaque fois, et ainsi de suite. Ainsi vous stimulerez l'adaptation des yeux à voir sur de très longues et de très courtes distances. Cet exercice sera plus facile si on l'accompagne de musiques ou de chants.

e) Posez deux boules sur un support à hauteur des yeux, une boule derrière l'autre, la deuxième étant un peu éloignée de la première. Concentrez votre attention sur le reflet des images qui se produisent à la surface lisse des boules. Ouvrez les yeux, puis refermez-les. Cet exercice renforce votre vision et, comme la technique précédente, stimule l'adaptation des yeux à voir à longue comme à courte distance.

f) Posez deux boules l'une à côté de l'autre à environ 15 cm de distance. Posez une troisième boule exactement entre les deux précédentes, mais légèrement déplacée vers l'arrière. Ces trois boules doivent se trouver à hauteur des yeux. Regardez maintenant les boules en veillant à ce que vous réussissiez à voir les trois boules en même temps. Cet exercice semble un peu difficile au début parce que l'on a tendance à faire bouger les yeux d'une boule à l'autre. Or, il s'agit de regarder tout droit pour se concentrer sur les trois boules à la fois en les incluant dans le même champ visuel. Cet exercice est censé élargir le champ visuel tout en augmentant la concentration.

g) Remplacez la troisième boule centrale de l'exercice précédent par une courte bougie. Faites cet exercice dans une pièce à moitié obscure et vous verrez une tache claire au milieu de boules plus sombres à droite et à gauche. Concentrez-vous sur ces trois objets en même temps, et vous obtiendrez les mêmes effets qu'avec l'exercice précédent.

h) Utilisez cette fois cinq boules : deux boules se trouvent l'une à côté de l'autre à une distance de 20 cm environ ; une troisième se trouve exactement entre ces deux boules, mais à une distance d'environ 15 cm ; et derrière celle-ci se trouvent, également à 15 cm environ de distance, deux autres boules, elles-mêmes distantes de 10 cm environ.

Essayez de vous concentrer en même temps sur les cinq objets que vous devez percevoir sans bouger ni les yeux ni la tête. Cet exercice est censé augmenter la concentration, l'adaptation et la puissance visuelle.

i) Remplacez la boule centrale de l'exercice précédent par une courte bougie. Concentrez-vous sur les quatre boules et sur la lumière pour obtenir les mêmes effets qu'avec l'exercice précédent.

j) Posez une feuille de carton devant vous, sur laquelle vous aurez collé différents papiers de couleur. Dessinez une tache noire au bas du bord de la feuille. Posez deux boules de chaque côté de ce point noir qui doit néanmoins rester toujours visible. Concentrez-vous sur ce point en roulant en même temps les boules lentement vers vous, tout en essayant de distinguer nettement les boules du point. Cet exercice renforce votre vision des couleurs ainsi que votre adaptation à la lumière.

Quelques autres exercices…

L'entraînement à la concentration, à la sensibilité de la main et à la sensation d'équilibre

Fermez les yeux et faites tourner les boules dans votre main. Concentrez toute votre attention exclusivement sur les boules afin de savoir où chacune se trouve précisément, sans ouvrir les yeux. Ceci requiert une très forte concentration et une certaine sensibilité de la main. Votre sensation d'équilibre est tout particulièrement sollicitée parce que la vue, en tant que moyen de contrôle, est totalement exclue. Le degré de difficulté de cet exercice est déjà réellement supérieur…

Le renforcement des muscles des pieds

Installez-vous sur une chaise et posez les boules devant vos pieds. Essayez de saisir une petite boule avec vos orteils pour faire bouger cette boule accrochée sous votre pied.

La stimulation des muscles des pieds et des jambes et l'augmentation de la sensibilité des pieds

Installez-vous sur une chaise et posez une boule devant vous. Prenez-la entre vos pieds en essayant de soulever simultanément vos pieds. Déposez ensuite la boule.

Le renforcement des orteils et des muscles des pieds et l'augmentation de la sensibilité des pieds

Cet exercice se pratique face à un obstacle, par exemple devant un mur. Vous êtes assis sur une chaise à essayer de glisser votre pied sous la boule bloquée contre cet obstacle.

L'autre pied tente de guider la boule pour la placer sur le dos du premier pied. Une fois que vous aurez réussi, refaites cet exercice en changeant de pied.

Le renforcement des muscles du ventre et des jambes

Allongez-vous sur le sol. Essayez d'attraper la boule de vos deux pieds en les serrant l'un contre l'autre de chaque côté de la boule tout en la soulevant en même temps.

Application thérapeutique des boules

Traitement des maux de tête

Massez avec les boules les points d'acupuncture Taiyang (situé au centre des tempes), 14VB (situé sur le méridien de la vésicule biliaire, un pouce au dessus du milieu des sourcils, sur le front) et 10VB (situé à mi-chemin entre le début de l'oreille et les vertèbres cervicales sur le bord inférieur du crâne. Roulez également les boules sur les muscles de la nuque.

Traitement du mal de dos

Demandez à une autre personne de rouler une boule sur votre dos dans la partie des reins. Massez le point 13V (méridien de la vessie) situé entre la deuxième et la troisième vertèbre lombaire, le point 25V à deux doigts de chaque côté de la colonne vertébrale entre la quatrième et la cinquième vertèbre lombaire et le point 54V situé dans le pli des genoux.

Traitement de l'insomnie

Stimulez le point Yintang situé au-dessus du nez, entre les sourcils. Massez la partie supérieure de votre ventre avec une boule. Faites tourner lentement les boules dans la main en chantant, selon votre propre mélodie, les syllabes tibétaines « Om mani padme hum ». Faites une courte pause entre chaque nouvelle répétition de ce chant, pendant laquelle vous visualiserez un torrent. Essayez de ressentir la légèreté de l'eau se précipitant vers le bas et la sensation de flottement ; écoutez mentalement le bruit de l'eau et percevez les gouttes d'eau et d'écume qui frôlent votre visage.

Exercice pour augmenter la créativité

Tenez les boules dans vos deux mains. Décrivez, avec les mains, les mouvements suivants : le chiffre « 8 » à l'horizontale, (∞), le même chiffre à la verticale, un cercle, un rectangle, une diagonale, un triangle. Créez vos propres formes de mouvement…

Entraînement musculaire

Exercice pour détendre les muscles

Vous êtes allongé sur le dos en tenant une boule dans chaque main. Vos mains touchent le sol. Inspirez et tendez vos muscles de la main en tenant fermement la boule. Prenez conscience de cette tension qui continue à se propager à travers l'avant-bras, le bras, l'épaule, la tête, la cage thoracique, le ventre, la cuisse, la jambe jusqu'au pied. Expirez ensuite en faisant se détendre tous vos muscles en sens inverse : commencez par le pied, la jambe, la cuisse, le ventre, la cage thoracique, la tête, l'épaule, le bras, l'avant-bras jusqu'à la main. Allégez en même temps l'emprise que vous exercez sur la boule. Répétez cet exercice 15 à 20 fois.

Exercice pour renforcer les muscles dorsaux

Tenez-vous debout, les pieds légèrement écartés, et regardez droit devant vous. Vous tenez une boule dans chaque main. Levez le bras droit à l'horizontale par rapport à vos épaules. Regardez vers la droite. Levez ensuite votre main gauche jusqu'à hauteur du visage et regardez la boule. Baissez ensuite, le bras gauche, puis le bras droit jusqu'à leur position initiale. Relevez alors votre bras gauche à l'horizontale tout en amenant votre main droite devant le visage afin de regarder la boule. Reprenez votre position initiale verticale, les bras le long du corps. Ensuite, penchez-vous légèrement en avant et, d'une petite rotation, faites toucher votre genou gauche par votre main droite ; puis votre genou droit de votre main gauche. Faites cela plusieurs fois avant de vous pencher davantage : la main droite glisse le long de la jambe droite et la main gauche le long de la jambe gauche jusqu'à ce que la position soit acceptable pour le dos. Vous devez ressentir un étirement musculaire dans la partie inférieure des jambes. Essayez d'aller de plus en plus loin sans trop forcer toutefois. Reprenez la position initiale, les bras le long du corps. Levez alors le bras gauche vers l'articulation de l'épaule droite, puis redescendez, en pressant la boule, le long du bras jusqu'à votre main. Ici, les deux boules se touchent. Faites remonter ensuite, la boule en sens inverse, et recommencez en changeant de côté.

Exercice pour les muscles de la tête, du cou et du tronc

Reprenez la position de base.

Levez les deux bras afin de former une croix avec votre corps. Joignez ensuite vos mains à hauteur des pointes des seins, exactement sur le sternum. Baissez maintenant les deux boules jusqu'au milieu du corps en passant par la poitrine et le ventre. Elles se séparent à la hauteur du pubis : la main droite descendant le long de la cuisse droite et la main gauche le long de la cuisse gauche jusqu'au genou, dans la mesure du possible. Ensuite, refaites l'exercice en sens inverse jusqu'à ce que vos bras se retrouvent le long du corps.

Cet exercice doit se faire de manière détendue et sans crispation. Votre regard devant constamment suivre les boules.

Exercice pour renforcer l'équilibre

Position de base.

Avancez les mains, dont les paumes sont tournées vers le sol, jusqu'à ce que votre corps constitue une ligne parallèle par rapport au sol. Soulevez ensuite votre pied gauche vers l'arrière jusqu'à ce que votre jambe forme un angle droit avec la cuisse et soit parallèle au sol. Ramenez le pied gauche dans sa position initiale et refaites le même mouvement avec la jambe droite. Puis reprenez votre position de base.

Exercice pour renforcer l'équilibre, pour améliorer le sens du rythme et pour stabiliser le dos

Prenez la position de base.

Soulevez les bras devant vous, tandis que les boules tenues dans vos mains sont orientées vers le bas. Gardez les bras dans une position parallèle au sol. Balancez vos bras vers la gauche, en effectuant une légère rotation du buste et un petit mouvement arrière du pied gauche. Ramenez les bras à l'horizontale et reproduisez le même balancement vers la droite en posant votre pied droit un peu en arrière et en tournant votre corps toujours vers le côté où passent les boules à hauteur des hanches.

Dans cet exercice, votre regard doit toujours suivre les boules.

Exercice pour renforcer les muscles des bras, du tronc et des épaules

Partant de la position de base, le bras gauche se balance en arrière. Votre regard suit son mouvement tandis que le buste tourne légèrement et que les genoux fléchissent un peu.

Exercice pour renforcer le dos et l'équilibre

Prenez la position de base.

En appui sur les jambes écartées, levez les bras afin de former un X avec vos bras et vos jambes. Balancez vos bras entre vos jambes écartées et redressez-vous ensuite.

Vos bras reprennent alors la position en V.

Exercice pour renforcer le dos et la souplesse de la colonne vertébrale

Agenouillez-vous en position d'appui : genoux et mains touchant le sol ; en même temps, tenez une boule dans chaque main. Les cuisses, le buste et les bras forment ainsi une sorte de pont. Redressez-vous en prenant appui sur les pointes des pieds tout en maintenant les mains au sol afin que vos pieds, vos jambes étirées, votre buste et vos bras forment une sorte de porche. Reculez vos jambes et allongez-vous sur le ventre, les mains et les jambes touchant le sol. Faites avancer et reculer les bras, c'est-à-dire en vous allongeant totalement et en vous redressant avant de recommencer le même exercice.

Attention ! Cet exercice est déconseillé aux personnes fragiles de la colonne vertébrale.

Exercice pour renforcer l'articulation des épaules et les muscles des épaules et de la nuque

Prenez la position de base.

Penchez votre corps en avant en joignant vos bras dans le dos. Ramenez les bras en avant, en les faisant passer au-dessus de la tête tout en vous redressant. Répétez cet exercice plusieurs fois.

Au moment où vous effectuez le mouvement des bras en arrière, votre tête et votre regard doivent rester bien droit.

Exercice pour renforcer la souplesse du dos et les muscles du ventre

Asseyez-vous ; les cuisses et la partie inférieure des jambes formant un angle droit. En gardant la même position, essayez de toucher vos pointes de pieds avec les boules.

Perfectionnez cet exercice en soulevant vos jambes tout en restant assis ; penchez-vous un peu en arrière pour ne pas perdre l'équilibre. Cette variante renforce considérablement les muscles du ventre. Comparée au même exercice, exécuté sans boule, cette technique s'avère nettement plus efficace.

Exercice pour renforcer l'équilibre

Prenez la position de base.

Soulevez la jambe droite et ramenez les bras en arrière. Dressez-vous sur votre pointe de pied gauche. Ramenez la jambe droite en arrière et joignez les bras au-dessus de la tête. Inclinez les bras tendus et la tête en avant. Inclinez-les aussitôt ensuite en arrière avant de ramener les bras dans leur position initiale tout en vous redressant et en vous appuyant sur vos deux pieds. Revenez à la position de base. Refaites le même exercice en changeant de jambe d'appui.

Le fait de tenir solidement une boule dans chaque main renforce sensiblement les effets de cet exercice.

Exercice pour assouplir les articulations des épaules

Prenez la position de base, en tenant une boule dans chaque main. Soulevez consécutivement le bras gauche et le bras droit jusqu'à la hauteur des épaules avant de les faire redescendre et se rejoindre au niveau du pubis. Répétez cet exercice à plusieurs reprises.

Exercice pour assouplir la colonne vertébrale

Tenez-vous debout, les jambes bien écartées, la jambe gauche légèrement en arrière et la jambe droite légèrement en avant. Sans lâcher la boule tenue dans chaque main, levez les bras au-dessus de la tête pour décrire un grand cercle devant votre hanche gauche. Ensuite, reculez votre pied droit et répétez le mouvement précédent en passant devant la hanche droite. Le pied gauche est toujours celui sur lequel vous vous appuyez ; votre buste suit le mouvement des bras par une légère rotation. Faites cet exercice plusieurs fois en changeant rapidement de côté de rotation.

Exercice pour activer les reins

Pour activer les reins, il suffit de masser le point 1R (sur le méridien du rein au niveau de la plante du pied) avec une boule placée au sol. En pliant les orteils, vous apercevrez une fossette entre le gros orteil et le deuxième orteil ; il s'agit du point 1R, particulièrement sensible pour activer les reins.

Exercice pour dynamiser votre potentiel énergétique

Tournez les boules dans la main en pensant au point Dantien situé à deux doigts en dessous de votre nombril. C'est là le centre énergétique de votre corps.

Exercice pour entraîner la force des doigts

Tenez la boule seulement avec l'extrémité des doigts. Serrez-la et relâchez-la lentement. Répétez cela plusieurs fois, puis, recommencez le même exercice en tenant la boule uniquement entre le pouce et l'index. Le pouce est en rapport avec la volonté et l'index avec l'orientation des pensées ; ces deux éléments se trouvent stimulés grâce à cet exercice.

Exercice pour activer votre concentration

Utilisez deux boules dans chaque main, chaque main faisant des mouvements différents.

Exercice pour augmenter l'adresse

Prenez une boule dans chaque main et lancez-les dans l'autre main.

Mettez deux boules dans une main, lancez-les en l'air et rattrapez-les en même temps de la main qui les a lancées.

Lancez d'une main, deux boules en même temps pour les rattraper de l'autre main.

Posez une boule dans une main, tenez-la fermement et levez le bras. Détendez vos doigts jusqu'à ce que la boule se mette à rouler ; faites-la rouler le long du bras et attrapez-la de l'autre main.

Tenez une boule dans chaque main, le dos de la main tourné vers le haut. Tout en marchant, ouvrez vos mains pour laisser tomber la boule, mais rattrapez-la rapidement dans sa chute. Recommencez alternativement à droite et à gauche, en suivant le rythme de la marche.

Rotation des bras

Tenez une boule dans une main et faites tourner votre bras de plus en plus rapidement. La force centrifuge exerce une tension sur les muscles qui contribue à les renforcer ; en même temps, elle assouplit les articulations du bras.

Exercice pour renforcer votre Yang

Tenez les boules fermement dans vos mains et agitez-les fortement au rythme de vos pas.

Exercice pour renforcer votre Yin

Posez une boule sur vos paumes de mains ouvertes et marchez en essayant de la maintenir dans cette position, tout en levant et en baissant constamment les mains au rythme de la marche.

Exercice pour activer vos organes

Faites tourner la boule dans votre main en répétant des sons sacrés ; posez-la ensuite, sur l'organe choisi. Vous pouvez chanter notamment, le son sacré du foie et accorder ainsi votre boule à la fréquence du foie. Ensuite, posez-la sur l'emplacement de cet organe dans le corps, c'est-à-dire en-dessous de la courbe des côtes flottantes droites. Vous pouvez également la poser au point initial ou final du méridien du foie, ou sur les méridiens du rein, du cœur, de la vésicule biliaire, etc. à condition de chanter d'abord le son correspondant à la fréquence de l'organe concerné, et d'en charger ainsi la boule.

Exercice pour activer l'ouïe

Au cours de la promenade, posez les boules sur vos deux oreilles afin qu'elles en ferment le conduit auditif. Les fréquences vibratoires des boules activent ainsi l'ouïe.

Exercice pour sensibiliser la main

Tout en marchant, tenez les boules dans votre main fermée. La légère vibration essentielle sur les doigts et à l'intérieur active la sensibilité de la main. Concentrez-vous sur cette sensation de vibration.

Exercice pour renforcer le « Palais du travail »

Laogong est le nom du centre de la paume des mains : or, Laogong signifie « le Palais du travail ». Posez la boule de Qi Gong sur un support doux et pressez la boule avec la paume de la main, au niveau du point Laogong (8 MC). Augmentez et diminuez la pression à plusieurs reprises sur ce point qui doit régler les problèmes psychiques, améliorer certaines paralysies dues, notamment, à une attaque d'apoplexie, et stimuler l'irrigation sanguine de la main et du bras.

Exercice pour faire passer une boule sur l'autre

Il s'agit dans cet exercice de faire passer une boule au-dessus ou en-dessous d'une autre pour la faire changer de côté (cf. les fig. 40-45). Alignez les boules sur les doigts écartés d'une main, celle-ci étant posée horizontalement : une boule se trouve entre l'auriculaire et l'annulaire et l'autre entre l'index et le majeur. Soulevez lentement l'auriculaire et l'annulaire et, par ce mouvement, soulevez également la boule (A) placée vers le rebord de la main. En même temps, avec votre pouce, poussez la boule (B) se trouvant à côté du pouce, en-dessous de la première boule. Cette boule, une fois passée sous l'autre, arrive au niveau de l'auriculaire et de l'annulaire tandis que l'autre roule vers le pouce. Dès que cette boule se trouve soulevée par l'autre boule et dès qu'elle a passé le point culminant composé par l'autre boule, c'est-à-dire dès qu'elle retombe de l'autre côté, touchez-la avec le pouce et recommencez l'exercice. En inclinant au début un peu votre main vers le bas, l'éminence thénar joue le rôle de contrefort et l'exercice est un peu plus facile à réaliser. Refaites ces mouvements en sens opposé en soulevant la boule du pouce en direction de l'auriculaire/ l'annulaire. Tournez la boule supérieure sur la boule inférieure et, lors de cette rotation, dirigez la boule entre l'index et le pouce comme cela est indiqué dans la fig. 51.

Faire sauter les boules

Posez les deux boules sur votre main ouverte. L'une des deux boules (B) se trouve dans la paume de main et l'autre (A)

Fig. 40 : Soulever une boule sur l'autre.
A passe sur B

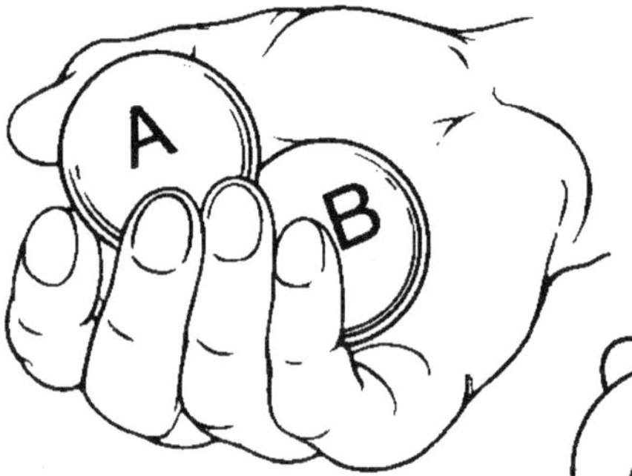

Fig. 41 : Soulever
une boule sur l'autre.
A passe sur B

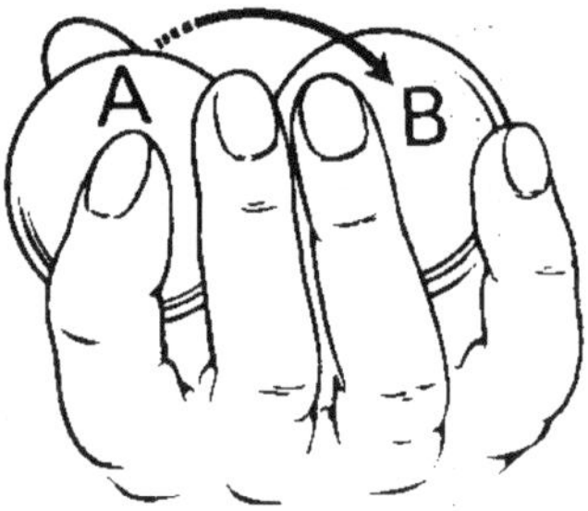

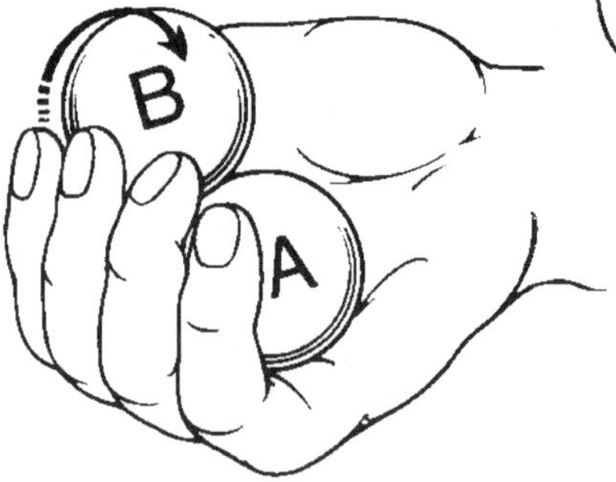

Fig. 42 : Soulever une boule sur l'autre.
Soulever B sur A

Fig. 43 : Soulever une boule sur l'autre. B roule sur A

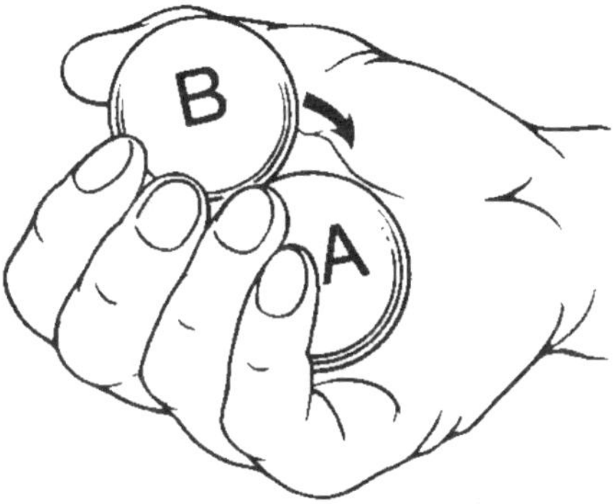

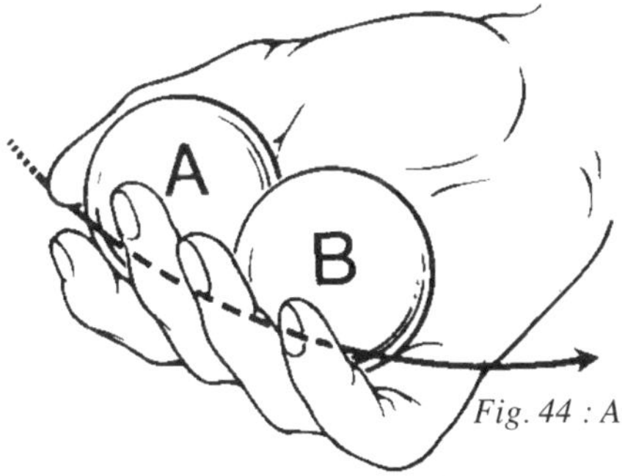

Fig. 44 : A roule sous B (1)

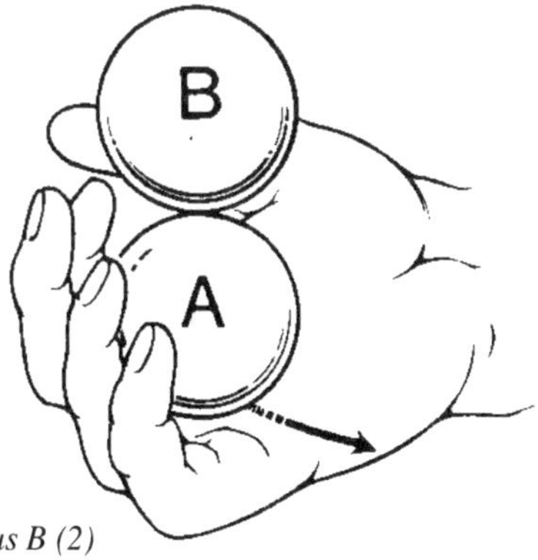

Fig. 45 : A roule sous B (2)

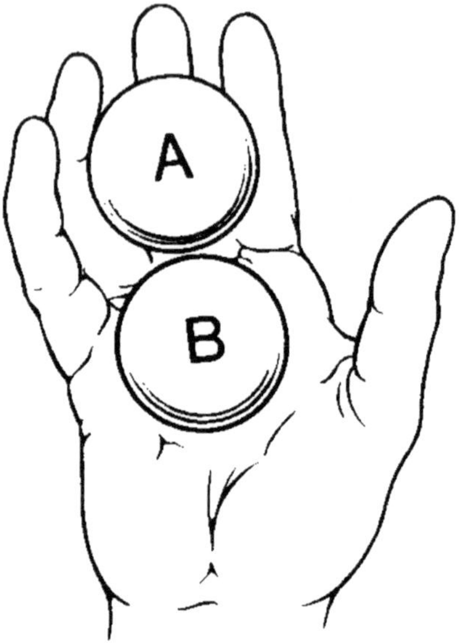

Fig. 46 : Faire sauter la boule – 1er pas

entre l'annulaire et le majeur qui sont légèrement inclinés. Redressez rapidement l'annulaire et le majeur pour projeter ainsi la boule s'y trouvant, au-dessus de la boule de la paume de main en direction du poignet. La boule A se retrouve à présent derrière la boule B qui roule de la paume de main vers l'annulaire et le majeur. Et le mouvement recommence (cf. fig. 46 à 50).

Exercice de méditation et de concentration

Formez un cercle, avec votre pouce et votre index, en tenant une boule dans chaque main, à une distance d'environ 30 cm à hauteur de votre nez ; les pouces et index se trouvent face à face. Essayez de regarder à travers les extrémités des doigts de vos deux mains distants d'environ 5 cm tout en continuant de

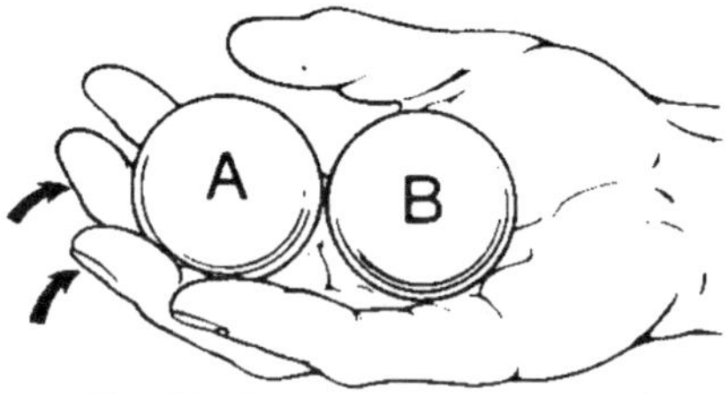

Fig. 47 : Faire sauter la boule – 2^e pas

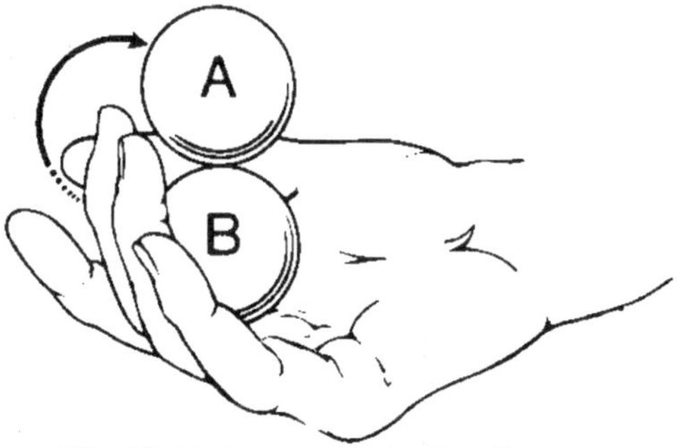

Fig. 48 : Faire sauter la boule – 3^e pas

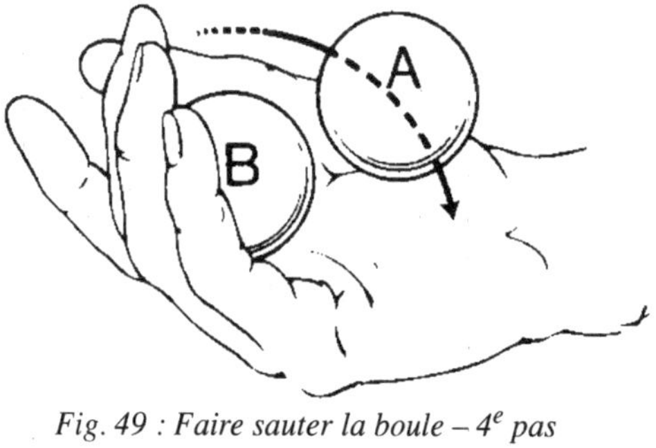

Fig. 49 : Faire sauter la boule – 4^e pas

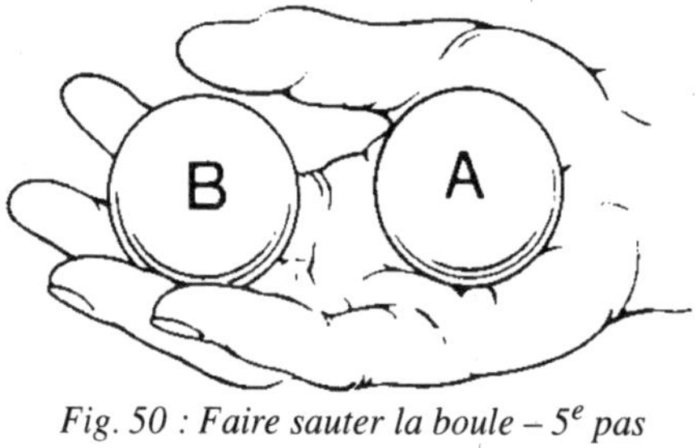

Fig. 50 : Faire sauter la boule – 5e pas

regarder les deux boules ensemble. Cet exercice augmente la concentration. En même temps, faites le vide mental et méditez sur la signification du cercle (l'infini, symbole du vide, le vide = plénitude infinie, la boule comme symbole de l'infini pluridimensionnel etc.).

Exercice de danse en état de transe

Dansez sur place en tenant une boule dans chaque main. Le mouvement rythmique de la main engendre une sorte de tam-tam qui vous détend et qui peut déclencher la transe.

Exercice pour améliorer l'adresse de la main

Faites tourner une boule placée sur une autre, autour de son axe vertical (cf. fig 51)

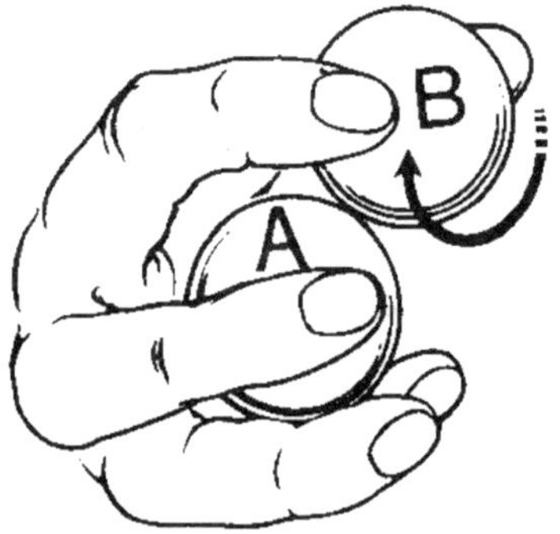

Fig. 51 : Tourner une boule sur l'autre. B est tournée sur A

Exercice pour renforcer les reins et mobiliser le Qi

Prenez la position de base. La main droite est placée sur la cuisse droite. Le pied droit avance un peu par rapport au pied gauche. Le corps tourne vers la gauche. La main droite monte jusqu'à l'articulation de l'épaule gauche et de là jusqu'au sommet du crâne. En même temps, la main gauche descend vers la cuisse gauche. La main droite s'abaisse tandis que le corps tourne à droite. Le pied gauche avance et la main gauche monte jusqu'au sommet du crâne en passant par l'articulation de l'épaule droite tandis que la main droite retrouve sa position de départ. Changez maintenant de pied d'appui, le pied droit est en avant, le pied gauche en arrière – et recommencez de nouveau l'exercice. Ce mouvement renforce la partie rénale du corps et fait couler le Qi.

Exercice pour améliorer les fonctions de l'estomac

Pour améliorer les fonctions de l'estomac, il suffit de rouler une boule sous les plantes de pieds ou de masser les points d'acupuncture 36E et 12VC ainsi que le ventre, au niveau du gros intestin.

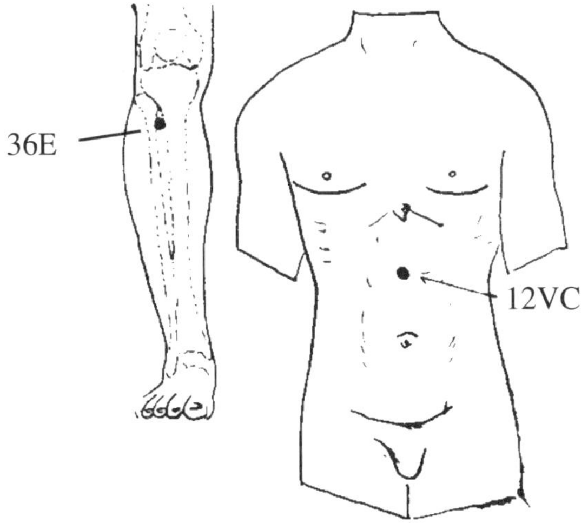

Fig. 52 : Position des points d'acupuncture 36E et 12VC.

Exercices multidimensionnels

Que signifie ce terme ?

La plupart des exercices que vous avez réalisés jusqu'à présent, agissent sur un seul plan, à l'intérieur d'un seul circuit de neurones. Les exercices multidimentionnels, en revanche, agissent soit sur plusieurs circuits de neurones soit sur un élément isolé d'un seul circuit. Ainsi, vous agissez en même temps sur le circuit de neurones normal et sur l'une ou l'autre partie du cerveau. En agissant sur plusieurs plans, votre concentration et votre capacité de coordination sont évidemment sollicitées davantage. Or, vous entraînez ainsi vos forces mentales de façon multi-dimensionnelle.

Il est très important de ne jamais vouloir forcer les exercices qui suivent. Augmentez lentement vos propres capacités. Il ne vous viendrait pas à l'idée de commencer la construction d'une maison par la cheminée avant que d'en construire les fondations ! Si vous forcez trop les choses, ou si vous cherchez à commencer par la fin, vous bloquerez votre évolution vers un plan multidimensionnel.

La dénomination « Rotation normale des boules » signifie que vous vous exerciez avec deux boules dans une main en les faisant tourner d'abord dans le sens des aiguilles d'une montre et ensuite en sens inverse.

1er exercice – Rotation normale des boules

Orientez votre concentration sur un objet quelconque et essayez d'en saisir les moindres détails.

2e exercice – Rotation normale des boules

Orientez votre concentration sur un bruit et essayez de le définir dans ses moindres détails.

3e exercice – Rotation normale des boules

Chantez en même temps. Le chant active la partie droite du cerveau.

4e exercice – Rotation normale des boules

En même temps, amusez-vous à faire du calcul mental, parce que l'intérêt porté aux chiffres stimule la partie gauche du cerveau.

5e exercice – Rotation normale des boules

Marchez au rythme suivant : deux pas en avant – un pas en arrière.

6e exercice – Rotation normale des boules

Commencez par le pied gauche et avancez au rythme de deux pas en avant – un pas de côté.

7e exercice – Rotation normale des boules

Cet exercice est identique au précédent, en commençant par le pied droit.

8e exercice – Rotation normale des boules

Racontez une histoire connue ou inventée.

9e exercice – Rotation normale des boules

Retenez mentalement cinq termes ou plus, et essayez de les relier en constituant une histoire.

10e exercice – Rotation normale des boules

Appuyez-vous sur la jambe droite ou gauche en tendant l'autre jambe en arrière. Tournez les boules en même temps.

11e exercice – Rotation normale des boules

Appuyez-vous sur la jambe droite ou gauche en tendant l'autre jambe en arrière. Tournez les boules en même temps et sautillez avec la jambe d'appui comme dans un cercle.

12e exercice – Rotation normale des boules

Tournez les boules tout en marchant, et en reculant, dans un cercle.

13e exercice – Rotation normale des boules

Tournez les boules tout en marchant, en reculant, dans un cercle et en chantant.

14^e^ exercice – Rotation normale des boules

Tournez les boules tout en marchant, en reculant, dans un cercle et en vous adonnant au calcul mental.

15^e^ exercice – Rotation normale des boules

Tournez les boules tout en marchant, en reculant, dans un cercle, en vous racontant des histoires et en levant et en rabaissant les mains. Ce mouvement des mains concerne la main tenant les deux boules et la main vide.

16e exercice – Rotation normale des boules

Tournez les boules tout en marchant, en reculant, dans un cercle ; vous chantez maintenant et cherchez à retenir en même temps deux chiffres en mémoire.

17e exercice – Rotation normale des boules

Levez la jambe gauche, en chantant. Ensuite, levez la jambe droite en cherchant à résoudre des problèmes mathématiques. Changez plusieurs fois de jambe !

18e exercice – Rotation normale des boules

Faites tourner les boules et décrivez un cercle avec l'autre bras.

19e exercice – Rotation normale des boules

Faites tourner les boules et décrivez en même temps un rectangle avec l'autre bras.

20e exercice

Faites tourner les boules à droite. Levez la main vide et chantez. Faites tourner les boules à gauche en descendant la main libre et comptez à haute voix. Changez plusieurs fois de main !

21e exercice

Faites tourner les boules et levez la main vide, en résolvant un problème de mathématiques.

22e exercice

Faites tourner les boules. En même temps, la main vide, poing fermé, exécute un mouvement de va-et-vient vers le buste tandis que votre tête s'incline de droite à gauche. Tentez de trouver un rythme régulier – par exemple, pendant que la main se dirige vers le buste, la tête s'incline à droite et, dans le mouvement inverse, la main s'accompagne d'une inclinaison de la tête vers la gauche.

Ces exercices requièrent un entraînement certain, donc, ne désespérez pas si vous éprouvez quelques difficultés au début. Développez aussi votre créativité en inventant vos propres exercices – c'est d'ailleurs, également une forme d'entraînement multidimensionnel. Vous pouvez même pousser le raffinement jusqu'à utiliser deux boules dans chaque main et inverser les directions de rotation des boules de la main droite et de celle de la main gauche…

L'entretien des boules

Vous aurez déjà compris, en lisant ce livre, qu'il ne faut jamais ni faire tomber vos boules sur une surface dure ni les entrechoquer violemment. Si, malgré tous les soins que vous prenez, vos boucles montrent quelques imperfections, achetez de la toile émeri au grain le plus fin possible et enlevez toutes traces pouvant gêner votre entraînement. Contrôler à la loupe s'il le faut ! Si vous utilisez des boules dorées, le polissage à l'émeri peut enlever la couche d'oxyde de titane et laisser apparaître l'acier se trouvant dessous. À vous de trouver un compromis !

Évitez tous les produits abrasifs risquant d'agresser les surfaces polies et fragiles. Sachez que votre transpiration même peut laisser des traces sur les boules ; il est donc nécessaire de les frotter pour les nettoyer après chaque utilisation. Lavez les avec le produit à vaisselle, séchez les, puis frottez les avec un chiffon imbibé d'une huile de très bonne qualité.

Rangez les boules dans leur coffret de brocart, et toujours dans un endroit sec.

N'oubliez pas, que les boules argentées en inox sont les moins fragiles. Elles sont donc nettement mieux adaptées aux exercices quotidiens ; mais si vous privilégiez l'esthétique, achetez-vous des boules plus précieuses.

Les boules en pierres ne nécessitent pas d'entretien particulier.

Conclusion

Nous voilà arrivés ensemble au terme d'un chemin durant lequel nous avons dû ouvrir différentes portes pour atteindre le but qui était de mieux connaître les boules de Qi Gong. Pour tout chemin à parcourir il en est de même tout au long de notre existence.

N'oubliez pas que cette porte est en vous, et que vous êtes la clé qui ouvre cette porte…

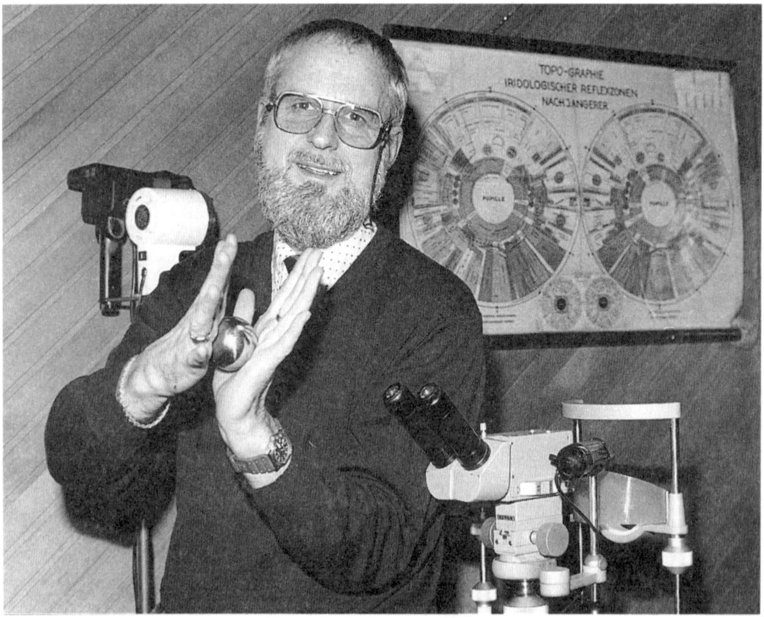

Bibliographie

Beinfield/Korngold, *Between heaven and earth. A guide to chinese medicine*. New York 1992

Bejing Medical College, *Dictionary of Traditional Chinese Medicine*. Hongkong 1984

Eisenberg, David, *Encounters with Qi*, New Jersey 1985

Guorui, Jiao, *Qi-Gong essentiels for health promotion*, Pékin

Hackl, Monnica, Hui Chun Gong, *Technique de rajeunissement des empereurs chinois*, Puiseaux 1992

Holler, Johannes, *Das neue Gehirn (Le nouveau cerveau)*, Südgellersen 1991

Höting, Hans, *Die sechs heiligen/Laute (Les six sons sacrés)*, Freiburg

Höting, Hans, *Chinesische Moxathérapie (Les moxas chinois)*, München 1992

Réquéna, Yves, *Acupuncture et psychologie*, Paris 1982

Réquéna, Yves, *Le diagnostic morphotypologique de la main en acupuncture*, Marseille 1986

Schillings/ Hinterthür, *Qi Gong, le vol de la grue*, Paris 1991 Éditions Entrelacs

Steinbach, Ingo, *Klang + Thérapie (Son + Thérapie)*, Südgellersen 1990

Zhào, Jun Xiang, *Qi Gong*, Hongkong 1983

Une nouvelle collection sur les médecines douces

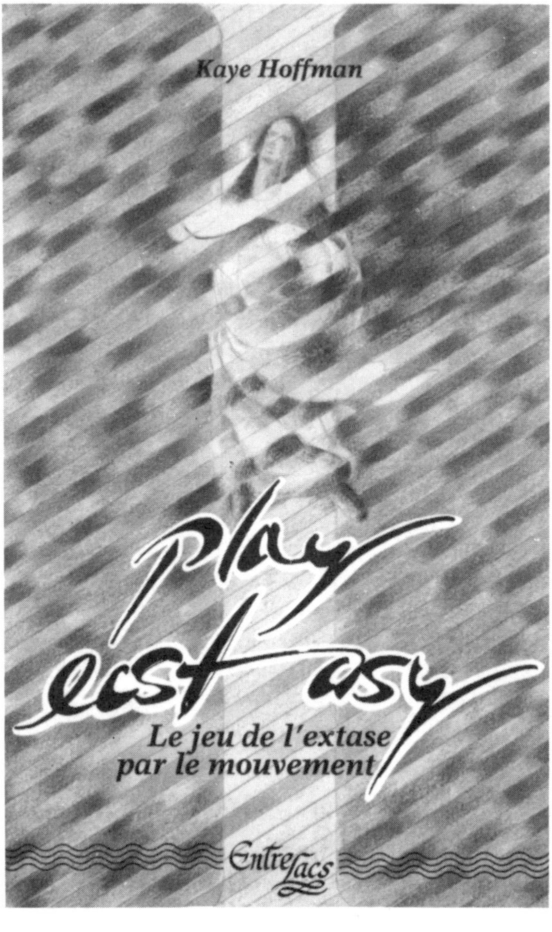

L'extase est la sensation de s'ouvrir à des vibrations et des découvertes qui nous font émerger de notre Moi.
Play Ecstasy, le "jeu de l'Extase"
nous offre grâce aux mouvements internes et externes, le dépassement de limites qui semblaient immuables.

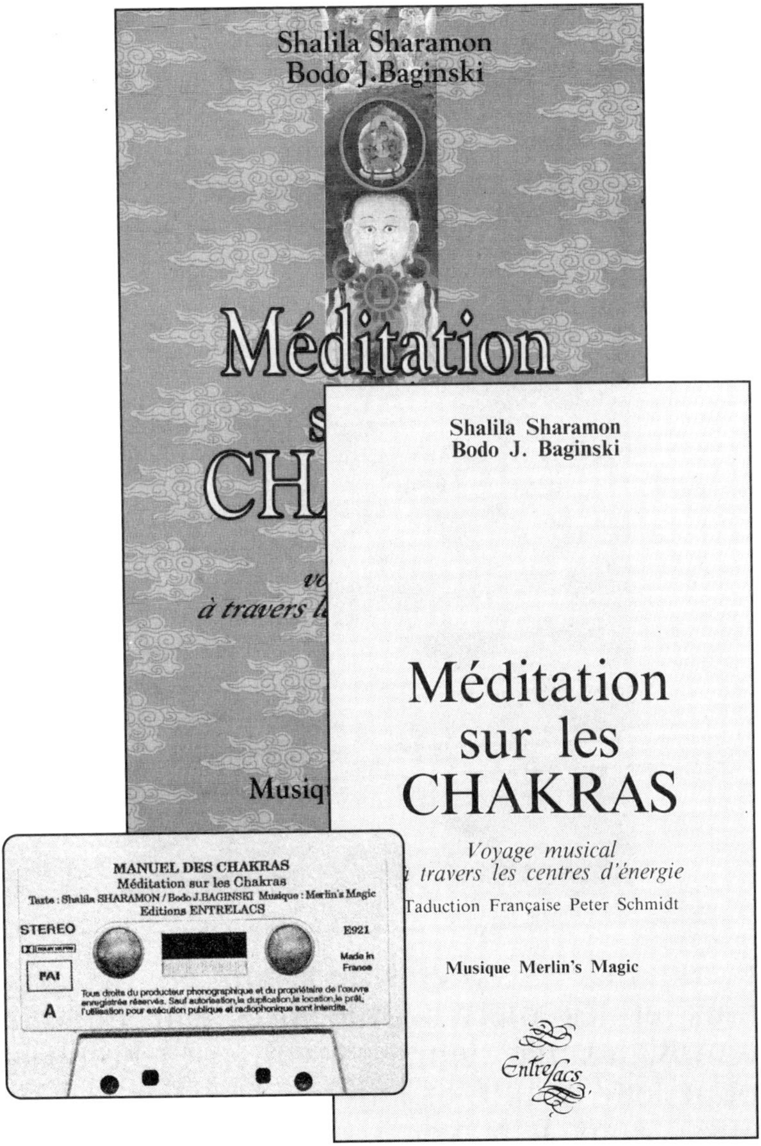

Voyage musical à travers les Centres d'énergie, une musique subtile ouvrant de nouvelles dimensions à la méditation.

Numérologie et cabale

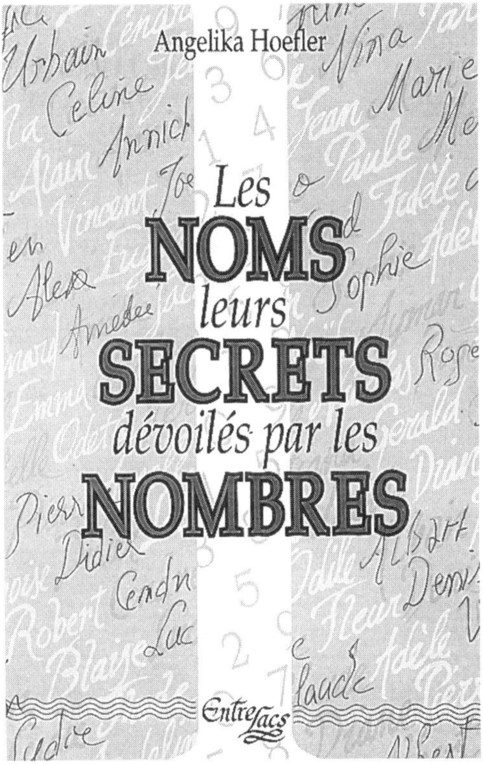

240 pages

Votre nom dévoile votre destin déterminé bien avant la naissance, nos noms expriment nos karma. Ce livre nous donne les clés numérologiques et cabalistiques du sens de notre vie.

Sagesse de la Chine

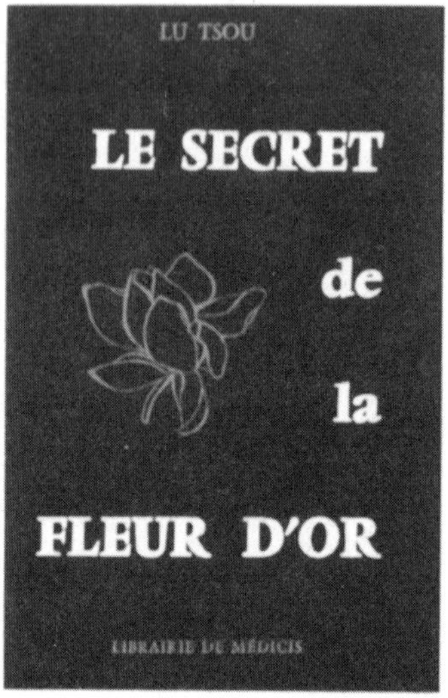

de LU TSOU

LE SECRET DE LA FLEUR D'OR
suivi du LIVRE DE LA CONSCIENCE ET DE LA VIE

Révélé à l'occident par Richard Wilhelm en 1929, cet ouvrage taoiste s'est vu peu à peu environné d'un climat de mystère et d'attente comme celui qui entoure les choses sacrées, tenues par un voile à l'abri des regards. À découvrir absolument, un volume relié, luxe.

148 pages

de LAO TSEU

le TAO TE KING
traduit par Richard WILHELM
et Étienne PERROT

Constitue la version de référence des 81 versets par lesquels Lao Tseu – qui reçut après sa mort le nom de Lao Tan ou « vieux maître » – a expliqué sa version du monde.

Les aphorismes de Lao Tseu ont inspiré les penseurs de tous les temps.

184 pages

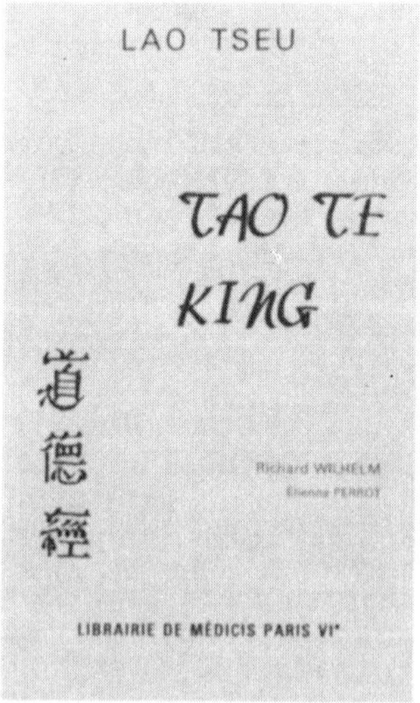

Editions librairie de médicis

Sagesse de la Chine

de Guy DAMIAN-KNIGHT

LE YI KING DES MANAGERS

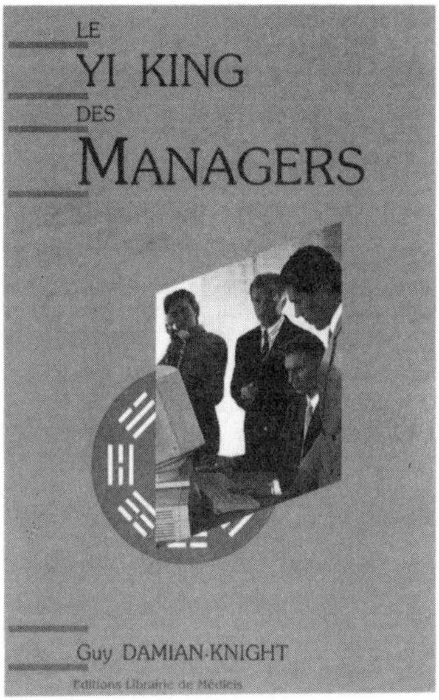

Pour prendre des décisions, les chefs d'entreprises d'aujourd'hui ne se contentent plus d'approches purement rationnelles.

L'auteur a eu l'idée de transposer au monde des affaires la structure et les principes du *Yi King*. Il montre comment l'antique oracle chinois peut guider les occidentaux quand il s'agit de planifier, investir, gérer, commander, et aussi d'orienter le marketing et la publicité.

352 pages

Mode de consultation du *Yi King*: **Boîte de 50 Baguettes** de bambou dites *Tiges d'Achillée* avec un dépliant illustré et détaillé expliquant le mode d'emploi.

Editions librairie de médicis

Maquette couverture « L'Image Tous Supports » – 83670 Barjols
Photocomposition : Éditions François de Villac

Achevé d'imprimer
sur les presses
de MAME IMPRIMEURS, à Tours
N° d'impression : 33003
Dépôt légal : Septembre 1994